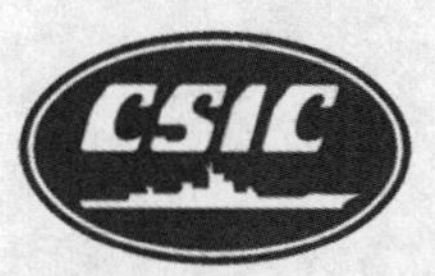

中国船舶重工集团公司
军工建设项目职业卫生“三同时”工作指南

主　编　张英香
副主编　付　钢　王吉武

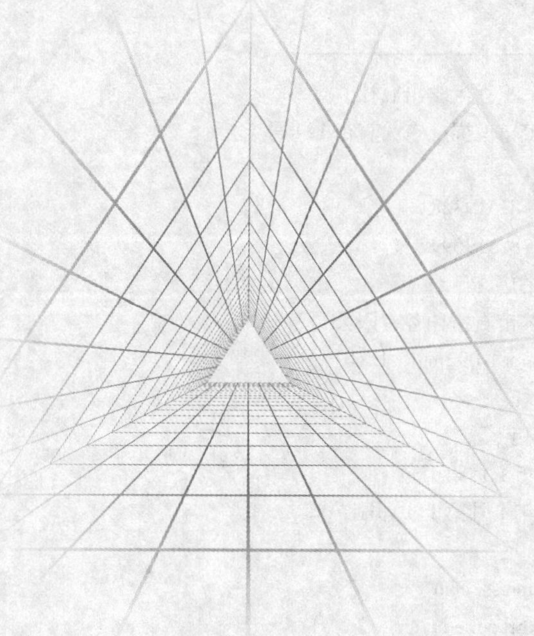

HEUP 哈尔滨工程大学出版社

图书在版编目(CIP)数据

中国船舶重工集团公司军工建设项目职业卫生“三同时”工作指南/张英香主编. —哈尔滨:哈尔滨工程大学出版社,2016. 1

ISBN 978 - 7 - 5661 - 1206 - 4

Ⅰ. ①中…　Ⅱ. ①张…　Ⅲ. ①劳动卫生 - 卫生管理 - 指南　Ⅳ. ①R13 - 62

中国版本图书馆 CIP 数据核字(2016)第 003664 号

选题策划 马佳佳
责任编辑 张忠远　马佳佳
封面设计 语墨弘源

出版发行 哈尔滨工程大学出版社
社　　址 哈尔滨市南岗区东大直街 124 号
邮政编码 150001
发行电话 0451 - 82519328
传　　真 0451 - 82519699
经　　销 新华书店
印　　刷 哈尔滨市石桥印务有限公司
开　　本 787mm × 1 092mm　1/16
印　　张 14. 5
字　　数 268 千字
版　　次 2016 年 1 月第 1 版
印　　次 2016 年 1 月第 1 次印刷
定　　价 88. 00 元
http://www. hrbeupress. com
E-mail:heupress@ hrbeu. edu. cn

前　言

根据《国家安全监管总局 国家国防科工局关于军工建设项目职业卫生“三同时”实行行业归口监督管理的通知》(安监总安健〔2014〕111 号)和《国防科工局关于加强军工建设项目职业卫生“三同时”工作的通知》(科工安密〔2015〕242 号)以及《中国船舶重工集团公司军工建设项目职业卫生“三同时”工作的实施办法》(船重生〔2015〕557 号)等文件要求,从 2015 年 3 月 1 日起,由国防科工局对军工建设项目职业卫生“三同时”工作实行归口监督管理,中国船舶重工集团公司(以下简称“集团公司”)负责所属成员单位军工建设项目职业卫生“三同时”的组织实施和管理,中国船舶重工集团公司军工建设项目职业卫生“三同时”的具体管理工作由集团公司安全评审中心组织实施完成。

为扎实、规范推进集团公司军工建设项目职业卫生“三同时”工作,在源头上加强职业卫生管理,在集团公司生产经营部的指导下,安全评审中心组织编写了《中国船舶重工集团公司军工建设项目职业卫生“三同时”工作指南》(以下简称《工作指南》)。本《工作指南》明确了集团公司军工建设项目职业卫生“三同时”预评价、设计专篇、验收等环节的工作要点,并提供了各阶段所适用的表格、模板及近年来职业卫生“三同时”领域的相关法律法规和标准等。

本《工作指南》所引资料及法律法规均不存在涉密内容,符合有关保密制度规定。

由于时间仓促,加之编者水平有限,书中难免有不足之处,恳请广大读者批评指正。

编　者

2015 年 12 月

目　录

本书所用图、表说明

第一章　总　　则

一、归口管理

根据《国家安全监管总局 国家国防科工局关于军工建设项目职业卫生“三同时”实行行业归口监督管理的通知》（安监总安健〔2014〕111 号）和《国防科工局关于加强军工建设项目职业卫生“三同时”工作的通知》（科工安密〔2015〕242 号）等文件要求，从 2015 年 3 月 1 日起，由国防科工局对军工建设项目职业卫生“三同时”工作实行归口监督管理，军工集团公司负责所属成员单位军工建设项目职业卫生“三同时”的组织实施和管理工作。2015 年 3 月 1 日以后，国家安全生产监督管理总局和其他有关单位不再受理军工建设项目职业卫生“三同时”的申请。

依据上述文件要求，中国船舶重工集团公司（以下简称“集团公司”）所属成员单位军工建设项目职业卫生“三同时”的组织实施和管理工作，由中国船舶重工集团公司负责。

二、管理对象

军工建设项目是指由国防科工局（含原国防科工委）审批、核准或审查后报国务院审批，全部或部分使用中央财政资金的建设项目。

三、职责分工

集团公司高度重视军工建设项目职业卫生“三同时”工作，制定并印发了《中国船舶重工集团公司军工建设项目职业卫生“三同时”工作的实施办法》（船重生〔2015〕557 号），明确了集团公司、安全评审中心和成员单位的责任分工。

（一）集团公司

（1）集团公司规划发展部负责将国防科工局批复立项的军工建设项目各阶

段进度的安排，及时通知集团公司生产经营部和安全评审中心。

(2)集团公司生产经营部负责集团公司军工建设项目职业卫生“三同时”工作的组织实施和管理，并履行以下职责：

①检查指导集团公司军工建设项目职业卫生“三同时”的内审工作并督查进度；

②负责集团公司军工建设项目职业危害预评价报告、职业病防护设施设计专篇的备案；

③负责一般类集团公司军工建设项目的职业病防护设施竣工备案；

④组织较重类集团公司军工建设项目的职业病防护设施竣工验收并负责备案及相关工作；

⑤组织严重类集团公司军工建设项目的职业病防护设施竣工验收并上报备案；

⑥向国防科工局报告集团公司军工建设项目职业卫生“三同时”年度执行情况。

(二)安全评审中心

安全评审中心负责开展集团公司军工建设项目职业卫生“三同时”工作的具体组织实施和管理工作，并履行以下职责：

①按照集团公司工作部署，指导建设单位开展军工建设项目职业卫生“三同时”的内审工作，并按要求开展抽审工作；

②具体组织开展军工建设项目职业病危害预评价报告、职业病防护设施设计专篇及职业病危害一般类项目的防护设施竣工备案工作；

③具体组织开展职业病危害较重和严重类军工建设项目职业病防护设施竣工验收及备案相关工作；

④向集团公司报送职业卫生“三同时”年度执行情况；

⑤组织开展集团公司职业卫生评审专家和成员单位相关管理人员职业卫生“三同时”的业务培训工作；

⑥建立健全集团公司军工建设项目职业卫生“三同时”管理相关制度和工作程序，做好档案管理工作；

⑦完成集团公司交办的其他相关工作。

(三)成员单位

成员单位即建设单位是军工建设项目职业卫生“三同时”实施及管理的责

任主体，履行以下职责：

①建立健全本单位军工建设项目职业卫生“三同时”管理制度，完善职责分工，严格目标考核和责任追究；

②严格按照本《工作指南》相关规定，认真做好军工建设项目职业病危害预评价、职业病防护设施设计，以及职业病危害控制效果评价报告等委托编制、内审、自验收和相关备案申请工作，从源头上预防、控制和消除军工建设项目可能产生的职业病危害；

③配合集团公司和集团公司安全评审中心完成军工建设项目职业卫生“三同时”的抽审、审查、现场验收等相关工作；

④组织开展本单位职业卫生“三同时”管理的培训工作；

⑤及时向集团公司报告本单位军工建设项目实施进展情况，并于每年 1 月的前 5 个工作日内，将上一年度军工建设项目职业卫生“三同时”执行情况报安全评审中心（见附录 1 第二十三项）；

⑥持续做好军工建设项目正式投产后的职业卫生管理工作。

四、分类管理

军工建设项目职业卫生“三同时”工作实行分类管理。军工建设项目职业病危害风险类别具体可分为四类：不产生职业病危害项目、职业病危害一般项目、职业病危害较重项目和职业病危害严重项目。

军工建设项目的职业病危害风险类别，应由建设单位委托具有相应资质的职业卫生技术服务机构进行认定。认定依据为《建设项目职业病危害分类管理目录》（安监总安健〔2012〕73 号）和《职业病危害因素分类目录》（卫法监发〔2002〕63 号）。

认定结果为产生职业病危害的军工建设项目，建设单位应进行职业病危害预评价、职业病防护设施设计和职业病防护设施竣工验收，并向集团公司申请备案和竣工验收。

认定结果为不产生职业病危害的军工建设项目，建设单位应向集团公司提供审查备案资料，通过集团公司审查备案后，可不再进行职业病危害预评价、职业病防护设施设计和职业病防护设施竣工验收。

五、管理流程

在项目的可行性论证阶段、初步设计阶段、竣工或试运行阶段，建设单位应分别委托有资质的技术服务机构编制职业病危害预评价报告、防护设施设计专篇和防护设施控制效果评价报告，并根据职业病危害程度一般、较重、严重等不同，完成后续的备案工作，具体如表 1.1 所示。

表 1.1　建设单位军工建设项目职业卫生“三同时”管理工作程序

危害类别	项目阶段		
	职业病危害预评价（可行性论证阶段）	职业病防护设施设计（初步设计阶段）	职业病防护设施竣工验收（竣工或试运行阶段）
严重类	①委托有资质的服务机构编制《预评价报告》；②《预评价报告》内审（安全评审中心可进行抽审）；③提交《预评价报告》备案申请；④备案通知书及相关材料存档；⑤《预评价报告》交设计单位	①委托有资质的设计单位编制《职业病防护设施设计专篇》；②《职业病防护设施设计专篇》内审（安全评审中心可进行抽审）；③提交职业病防护设施设计备案申请；④相关材料存档	①委托有资质的服务机构编制《控评报告》；②《控评报告》内审及防护设施竣工自验收；③提交竣工验收申请；④接受集团公司验收；⑤按要求完成整改；⑥备案通知书及相关材料存档
较重类	①委托有资质的服务机构编制《预评价报告》；②《预评价报告》内审（安全评审中心可进行抽审）；③提交《预评价报告》备案申请；④备案通知书及相关材料存档；⑤《预评价报告》交设计单位	①委托有资质的设计单位编制《职业病防护设施设计专篇》；②《职业病防护设施设计专篇》内审（安全评审中心可进行抽审）；③相关材料存档	①委托有资质的服务机构编制《控评报告》；②《控评报告》内审及防护设施竣工自验收；③提交竣工验收申请；④接受集团公司验收；⑤按要求完成整改；⑥备案通知书及相关材料存档

表 1.1(续)

危害类别	项目阶段		
	职业病危害预评价(可行性论证阶段)	职业病防护设施设计(初步设计阶段)	职业病防护设施竣工验收(竣工或试运行阶段)
一般类	①委托有资质的服务机构编制《预评价报告》; ②《预评价报告》内审(安全评审中心可进行抽审); ③提交《预评价报告》备案申请; ④备案通知书及相关材料存档; ⑤《预评价报告》交设计单位	①委托有资质的设计单位编制《职业病防护设施设计专篇》; ②《职业病防护设施设计专篇》内审(安全评审中心可进行抽审); ③相关材料存档	①委托有资质的服务机构编制《控评报告》; ②《控评报告》内审及防护设施竣工自验收; ③提交职业病防护设施竣工验收备案申请; ④备案通知书及相关材料存档
不产生职业危害	①委托有资质的服务机构出具《证明书》; ②提交《不产生职业病危害项目登记表》申请备案; ③备案通知书及相关材料存档		

六、工作衔接

2015 年 3 月 1 日以后,军工建设项目职业卫生“三同时”工作应严格按照本《工作指南》做好预评价、防护设施设计和验收阶段的相关工作。考虑到安监总安健〔2014〕111 号、科工安密〔2015〕242 号和船重生〔2015〕557 号等文件出台后,成员单位军工建设项目原有的职业卫生“三同时”工作相关监督管理部门已不再受理有关备案、审查等工作,特对处于不同阶段的军工建设项目职业卫生“三同时”衔接工作做出如下安排(见表 1.2)。

表 1.2　不同阶段军工建设项目职业卫生"三同时"工作的衔接安排

进展	预评价阶段			防护设施设计阶段			防护设施竣工验收阶段		
	完成报告	完成内审	完成备案	完成专篇	完成内审	完成备案	完成报告	内审和自验收	集团验收
情况 1	3 月 1 日								
情况 2		3 月 1 日							
情况 3				3 月 1 日					
情况 4					3 月 1 日				
情况 5							3 月 1 日		
情况 6								3 月 1 日	

注:图中的 3 月 1 日均指在 2015 年 3 月 1 日之前。

情况 1:在 2015 年 3 月 1 日前完成预评报告且技术服务机构为甲级资质、但尚未开展内审的,建设单位应严格按照本《工作指南》关于预评阶段内审的规定完成内审及后续工作。

情况 2:在 2015 年 3 月 1 日前已完成预评报告内审、且技术服务机构为甲级资质、但尚未取得当地安全主管部门备案的,建设单位应严格按照本《工作指南》关于预评阶段备案申请的规定申请备案。

情况 3:在 2015 年 3 月 1 日前已完成设计专篇、但尚未开展设计专篇内审的,对于一般或较重类项目,建设单位应严格按照本《工作指南》关于防护设施设计阶段内审的规定组织开展内审;对于严重类项目,建设单位应严格按照本《工作指南》关于防护设施设计阶段内审的规定组织开展内审并申请备案。

情况 4:在 2015 年 3 月 1 日前已完成设计专篇内审、但尚未取得当地安全主管部门备案的,对于一般或较重类项目,建设单位可按有关规定开展项目后续工作;对于严重类项目,建设单位应严格按照本《工作指南》关于防护设施设计阶段备案申请的相关规定申请备案。

情况 5:在 2015 年 3 月 1 日前已完成控评报告且技术服务机构为甲级资质、但尚未开展内审和自验收的,建设单位应严格按照本《工作指南》关于验收阶段内审和自验收的相关规定开展内审、自验收及后续备案工作。

情况 6:在 2015 年 3 月 1 日前已完成内审和自验收、且技术服务机构为甲级资质、但尚未取得当地安全主管部门备案的,对于一般类项目,建设单位应严格按照本《工作指南》关于验收备案申请的规定申请备案;对于较重或严重类项目,建设单位应严格按照本《工作指南》关于竣工验收申请的规定提交竣工验收申请,安全评审中心应按照本《工作指南》第六章相关要求组织开展现场验收工作。

第二章　不产生职业病危害军工建设项目职业卫生“三同时”工作要点

一、工作流程

在项目可行性论证阶段，建设单位应在《中国船舶重工集团公司关于转发〈国防科工局关于发布《军工建设项目职业卫生“三同时”技术服务机构备案名录》的通知〉的通知》（船重生〔2015〕487 号）发布的机构名录中，委托具有相应资质的职业卫生技术服务机构对军工建设项目的职业病危害风险类别进行认定。不产生职业病危害的军工建设项目“三同时”工作流程如图 2.1 所示。

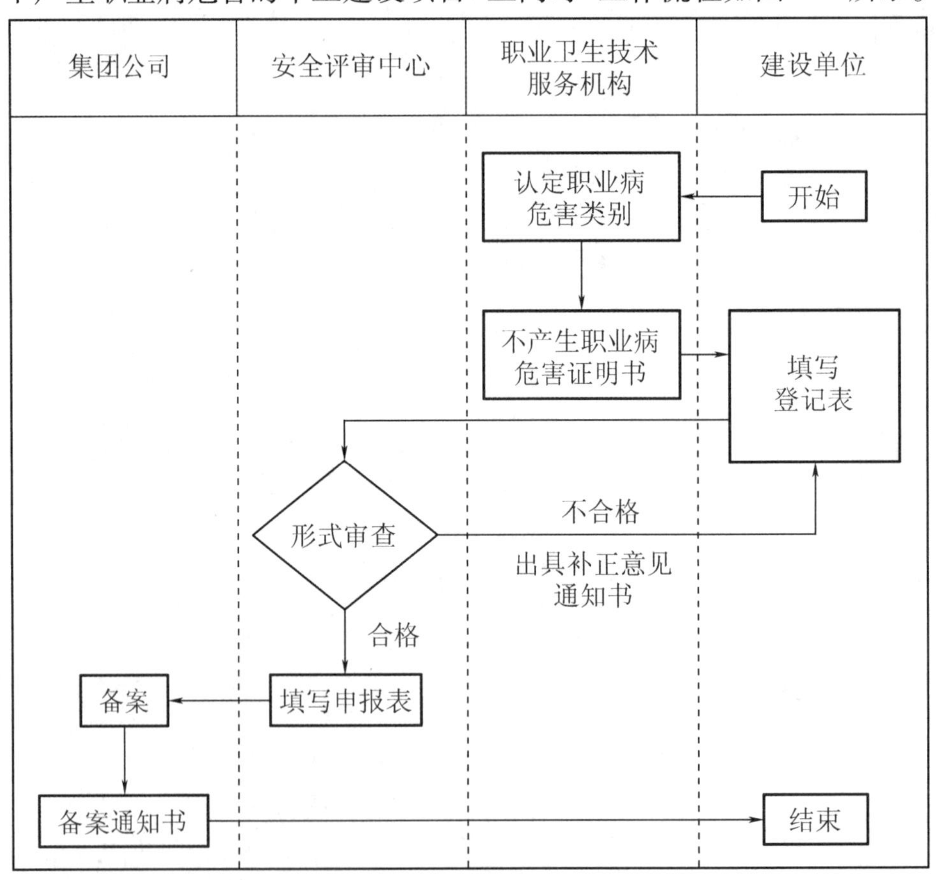

图 2.1　不产生职业病危害的军工建设项目“三同时”工作流程图

认定结果为不产生职业病危害的军工建设项目,职业卫生技术服务机构需出具"不产生职业病危害证明书";同时,建设单位应填报"不产生职业病危害项目登记表"(见附录1第一项),并报送安全评审中心进行形式审查。

二、建设单位申请备案需准备的材料

建设单位申请备案审查时,应将以下材料装订成册:

①备案申请函;

②不产生职业病危害项目登记表(见附录1第一项);

③形式审查自查表(见附录1第二项);

④不产生职业病危害证明书;

⑤职业卫生技术服务机构资质证明(影印件);

⑥不产生职业病危害证明书的法律责任承诺书;

⑦职业卫生技术服务机构与建设单位签订的保密承诺书;

⑧其他相关材料。

其中,备案申请函需以正式公文形式提供,并和其他申报材料一起装订报送给安全评审中心。建设单位报送材料前应对相关材料进行初步自查,并填写"形式审查自查表"。

同时,为确保项目评价内容与项目批复内容一致,建设单位应报送该建设项目的立项批复文件。如果该文件涉密,建议通过集团公司密邮渠道直接将电子版立项批复文件发送至中国船舶重工集团公司第七一四研究所(以下简称七一四所)安全评审中心;若无法密邮,可将纸质版通过机要渠道发送至七一四所安全评审中心。

各项材料的填写要点详见评审中心形式审查要点。

三、安全评审中心形式审查要点

安全评审中心对于不产生职业病危害项目备案形式审查的要点如表2.1所示。

表 2.1　不产生职业病危害项目备案形式审查要点

序号	需要材料	关注要点
1	备案文件目录清单	目录清单中应包括文件名称、文件密级、文件份数和文件页数等,并制作成表格形式
2	形式审查自查表	建设单位应对备案文件进行逐项审查,并有审查人签字、联系方式及日期
3	备案申请函	①抬头为"中国船舶重工集团公司生产经营部"; ②抄送安全评审中心; ③内容应包括项目基本信息(立项批复单位、批复时间、建设内容),技术服务机构名称、资质及认定结论和申请备案等相关内容; ④应为正式公文,有文号; ⑤备案申请函应本着"一事一议"原则,即一个项目对应一个申请函
4	不产生职业病危害项目登记表	①表格内容填写完整; ②所填写的建设内容与批复文件一致——要求补报批复文件(如涉密,建议通过密邮渠道发送); ③建设单位意见需要主要负责人签字,主要负责人为建设单位法人代表、项目或职业卫生分管领导
5	不产生职业病危害证明书	①评价机构应为国防科工局发布的名录内的机构; ②报告扉页加盖评价机构公章; ③声明页应加盖评价机构公章,并有报告项目负责人、编写人、审核人、签发人的签字; ④报告结论中关于职业病危害等级界定处应加盖评价机构公章; ⑤内附委托书且委托书中应有建设单位公章; ⑥附件、附图资料齐全
6	职业卫生技术服务机构资质证明(影印件)	①职业卫生技术服务机构应在国防科工局发布的机构名录里; ②应为影印件而非复印件,且由评价机构盖章

表 2.1(续)

序号	需要材料	关注要点
7	不产生职业病危害证明书法律责任承诺书	应由评价机构盖章
8	职业卫生技术服务机构与建设单位签订的保密承诺书	应由评价机构盖章
9	其他相关材料	

注:备案文件中所有涉及“项目名称”的地方,其填写均应与项目立项批复文件中的项目名称一致,不应多字和少字;如项目名称需要进行脱密处理的,需首先在“申请备案函”中注明脱密处理后的名称,其后,备案文件中涉及的“项目名称”部分方可使用脱密处理后的名称填写。

四、备案及档案管理

收到备案申请资料后,安全评审中心应在 5 个工作日内对其进行形式审查。通过审查的,安全评审中心向集团公司生产经营部提交“军工建设项目职业卫生‘三同时’工作申报表”(见附录1 第三项)。集团公司生产经营部据此出具备案通知书,并抄送规划发展部。审查不合格的,安全评审中心应向建设单位出具补正通知书,并说明原因。建设单位应按要求完成整改后重新提交备案申请。

建设单位收到备案通知后,可根据项目进度安排后续工作。

安全评审中心将集团公司备案通知书及建设单位备案申请相关材料按照“一单位一项目一归档”的方式进行归档,存放于集团公司档案室。

第三章　预评价阶段职业卫生“三同时”工作要点

一、工作流程

在获得项目批复文件之后，产生职业病危害的军工建设项目，建设单位应在项目可行性论证阶段委托具有相应资质的职业卫生技术服务机构编制职业病危害预评价报告，并组织专家对预评价报告进行内审。内审通过并完成闭环整改后，建设单位应向安全评审中心提交备案申请，经安全评审中心审查合格后，集团公司出具正式备案通知书。主要工作流程如图3.1所示。

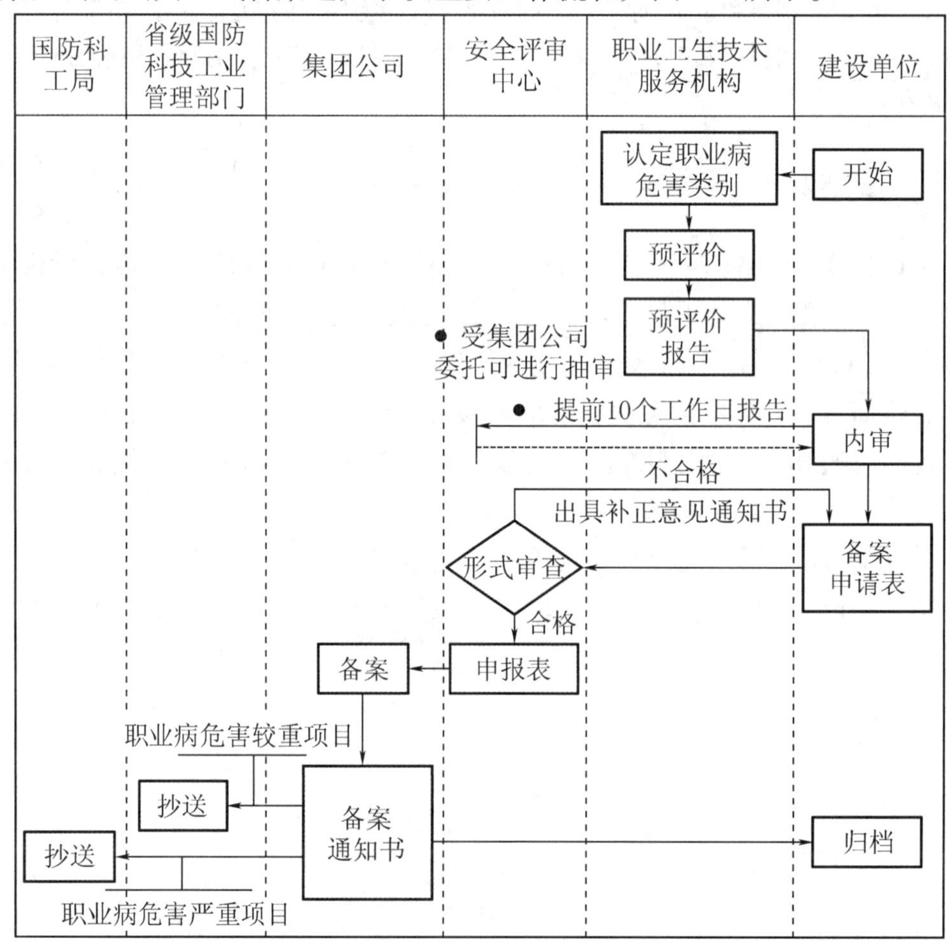

图3.1　产生职业病危害的军工建设项目预评价阶段“三同时”工作流程图

二、各环节工作要点

（一）委托编制预评价报告

在项目可行性论证阶段，建设单位应在《中国船舶重工集团公司关于转发〈国防科工局关于发布《军工建设项目职业卫生“三同时”技术服务机构备案名录》的通知〉的通知》（船重生〔2015〕487 号）发布的机构名录中，委托具有相应资质的职业卫生技术服务机构编制建设项目职业病危害预评价报告。

职业病危害预评价报告应满足《建设项目职业卫生“三同时”监督管理暂行办法》（国家安全监管总局令第 51 号）第十条相关要求，并主要包括以下几个方面的内容：

①建设项目概况；

②建设项目可能产生的职业病危害因素及其对劳动者健康危害程度的分析和评价；

③建设项目职业病危害的类型分析；

④对建设项目拟采取的职业病防护设施的技术分析和评价；

⑤职业卫生管理机构设置和职业卫生管理人员配置及有关制度建设的建议；

⑥对建设项目职业病防护措施的建议；

⑦职业病危害预评价的结论。

（二）对预评价报告进行内审

1. 预评价报告内审前的要求

建设单位应对职业病危害预评价报告进行内审，并对职业病危害预评价报告的真实性和合法性负责。内审环节应有本单位职业卫生管理部门的审查意见。建设单位应在内审前 10 个工作日以单位便函的形式告知安全评审中心，以便接受集团公司组织的抽审。便函应包含以下相关信息，并进行脱密处理。

①建设项目名称；

②技术服务机构及资质；

③评价结论；

④内审的时间及地点；

⑤拟定的评审专家及其单位名称；

⑥其他需告知情况。

2. 预评价内审工作要求

军工建设项目职业病危害预评价阶段审查要求详见附录1第四项。建设单位内审应形成军工建设项目职业病危害预评价内审意见报告，报告格式见附录1第五项。

建设单位内审组织工作及内审意见报告应满足以下要求：

①内审报告内容完整，且会议由主要负责人或指定分管负责人主持。

②建设单位在2015年3月1日以后对军工建设项目职业病危害预评价报告进行内审的，内审专家组总人数不少于5人，成员须有3人以上为职业卫生评审专家，且应包含工程技术专家和职业卫生管理人员。

职业卫生评审专家应是国防科工局备案认定的国防科技工业职业卫生评审专家，或国家安全监管总局职业卫生专家库成员，对国家安全监管总局职业卫生专家库专家应在“职业卫生专家证号”中标明“国家库专家”。

③内审意见须有明确结论，由专家及建设单位主要负责人签字确认（主要负责人可为建设单位法人代表、项目或职业卫生分管领导）。

安全评审中心受集团公司委托可对建设单位的内审过程进行检查或组织抽审，抽审应与内审合并进行。

（三）备案申请

建设单位在内审结束并组织完成整改后，应向安全评审中心提交职业病危害预评价报告备案申请。安全评审中心收到备案申请后，应在5个工作日内对备案申请和预评价报告进行形式审查。通过审查的，安全评审中心向集团公司生产经营部报送军工建设项目职业卫生“三同时”工作申报表，提出予以备案建议，由集团公司出具备案通知书。

（四）将预评价报告转交设计单位

军工建设项目职业病危害预评价报告完成备案后，建设项目选址、生产规模、生产工艺或者职业病危害因素种类、职业病防护设施等发生重大变更的，建设单位应对变更内容重新进行职业病危害预评价，重新办理相应备案手续。

建设单位应将职业病危害预评价报告交设计单位，作为军工建设项目职业病防护设施设计的依据。

三、建设单位申请备案需准备的材料

建设单位申请备案审查时,应将下列材料装订成册:

①备案申请函;

②形式审查自查表(见附录1第二项);

③军工建设项目职业病危害预评价备案申请表(见附录1第六项);

④建设项目立项批复文件;

⑤建设项目职业病危害预评价报告;

⑥预评价报告的专家组内审意见和专家个人意见(见附录1第五项);

⑦对预评价报告专家组内审意见和专家个人意见的修改说明;

⑧职业卫生技术服务机构资质证明(影印件);

⑨职业病危害预评价报告法律责任承诺书;

⑩职业卫生技术服务机构与建设单位签订的保密承诺书;

⑪其他相关材料。

其中,备案申请函除按正式公文程序流转外,应和其他申报材料一起装订报送给安全评审中心。建设单位报送材料前应对相关材料进行初步自查,并填写“形式审查自查表”。

关于建设项目立项批复文件,如果该文件涉密,建议通过集团公司密邮渠道直接将电子版立项批复文件发送至七一四所安全评审中心;若无法密邮,可将纸质版通过机要渠道发送至七一四所安全评审中心。

四、安全评审中心工作要点

(一)抽审工作要点

收到建设单位邀请参加军工建设项目职业病危害预评价内审工作的便函后,安全评审中心可根据工作需要,决定是否进行抽审。当决定进行抽审时,安全评审中心将组织1~2名专家赴建设单位开展抽审工作,抽审与建设单位的内审合并进行。抽审重点是对预评价报告的形式、内容质量和内审工作程序进行审核监督。

1.审查预评价报告形式

安全评审中心对预评价报告形式的抽审,主要是对报告内容格式进行审查。重点审查报告编写是否满足《建设项目职业病危害预评价报告编制要求》（ZW—JB—2014—004）的相关要求，是否包括建设项目概况、职业病危害因素及其防护措施、综合性评价、职业病防护补充措施和评价结论等五部分内容，技术服务机构的资质和报告的盖章、签发是否符合要求等。

2. 审查预评价报告质量

在对预评价报告形式进行审查的同时，安全评审中心根据附录 1 第四项中的十六条相关要求对预评价报告的质量进行审核监督。

3. 审查建设单位内审工作程序

主要审查监督建设单位在组织内审工作时，其专家组织、会议主持、专家组内审意见报告和专家个人意见的真实性。抽审时应保留相关记录，记录格式见“军工建设项目职业病危害预评价抽审情况报告”（见附录 1 第七项）。

（二）预评价备案申请形式审查要点

产生职业病危害的军工建设项目预评价备案申请形式审查要点详见表 3.1。

表 3.1　产生职业病危害的军工建设项目预评价备案申请形式审查要点

序号	需要材料	关注要点
1	备案文件目录清单	目录清单中应包括文件名称、文件密级、文件份数和文件页数等，并制作成表格形式
2	形式审查自查表	建设单位应对备案文件进行逐项审查，并有审查人签字、联系方式及日期
3	备案申请函	①抬头为“中国船舶重工集团公司生产经营部”； ②抄送安全评审中心； ③内容应包含项目情况（立项批复单位、批复时间、建设内容）、技术服务机构及其资质情况、预评价报告编制情况及其结论、内审情况和申请备案等方面； ④应为具有文号的正式公文； ⑤备案申请函应本着“一事一议”的原则，即一个项目对应一个申请函

表 3.1(续 1)

序号	需要材料	关注要点
4	军工建设项目职业病危害预评价备案申请表	①申请表中附表应有评价机构盖章; ②内审专家组成员应有 3 人以上的职业卫生评审专家,总数不少于 5 人,且应包括工程技术专家和职业卫生管理人员; ③职业卫生评审专家应是国防科工局备案认定的国防科技工业职业卫生评审专家,或国家安全监管总局职业卫生专家库成员,对国家安全监管总局职业卫生专家库专家应在“职业卫生专家证号”中标明“国家库专家”; ④建设单位意见需有主要负责人签字、盖章,主要负责人为建设单位法人代表、项目或职业卫生分管领导
5	建设项目立项批复文件	①有国防科工局批复证明材料(如涉密,建议走密邮渠道,不用一起装订); ②立项批复文件中建设内容与评价报告中评价内容一致
6	建设项目职业病危害预评价报告	①2015 年 3 月 1 日之前至少须是甲级机构,3 月 1 日以后须是科工局发布的名录内的机构; ②报告扉页加盖评价机构公章; ③声明页应加盖评价机构公章,并有报告项目负责人、编写人、审核人、签发人签字; ④报告结论中关于职业危害等级界定处应加盖评价机构公章; ⑤内附委托书且委托书中应有建设单位公章; ⑥附件、附图资料齐全
7	预评价报告的专家组内审意见和专家个人意见	①内审意见报告格式应符合附录 1 第五项要求; ②内审意见须有明确结论,须有专家签字; ③内审意见应有主要负责人签字
8	对预评价报告专家组内审意见和专家个人意见的修改说明	①应由专家组组长签字确认; ②评价机构应对专家组内审意见和专家个人意见逐条进行闭环整改
9	职业卫生技术服务机构资质证明(影印件)	①职业卫生技术服务机构应在国防科工局发布的机构名录里; ②机构资质业务范围应包括本建设项目业务; ③影印件上应有评价机构盖章

表 3.1(续 2)

序号	需要材料	关注要点
10	职业病危害预评价报告法律责任承诺书	应由评价机构盖章
11	职业卫生技术服务机构与建设单位签订的保密承诺书	应由评价机构盖章
12	其他相关材料	

注:备案文件中所有涉及“项目名称”的地方,其填写均应与项目立项批复文件中的项目名称一致,不应多字和少字;如项目名称需要进行脱密处理的,需首先在“申请备案函”中注明脱密处理后的名称,其后,备案文件中涉及的“项目名称”部分方可使用脱密处理后的名称填写。

五、备案及档案管理

收到备案申请资料后,安全评审中心应在 5 个工作日内对其进行形式审查。审查合格的,安全评审中心向集团公司生产经营部报送“军工建设项目职业卫生‘三同时’工作申报表”(见附录 1 第三项),提出予以备案建议。集团公司生产经营部据此出具备案通知书。

职业病危害较重的军工建设项目,集团公司生产经营部应将职业病危害预评价报告备案通知书同时抄送相关省级国防科技工业管理部门。

职业病危害严重的军工建设项目,集团公司应将职业病危害预评价报告备案通知书同时抄送国防科工局。

审查不合格的,安全评审中心应向建设单位出具补正通知书,并说明原因。建设单位应按要求完成整改后重新提交备案申请。

建设单位收到备案通知后,可根据项目进度安排后续工作。安全评审中心将集团公司备案通知书、建设单位备案申请相关材料按照“一单位一项目一归档”的方式进行归档,存放于集团公司档案室。

第四章　初步设计阶段职业卫生“三同时”工作要点

一、工作流程

建设单位在军工建设项目职业病危害预评价报告备案通过后，应在项目初步设计阶段委托有资质的单位开展军工建设项目职业病危害防护设施设计工作。在职业病危害防护设施设计专篇完成后，建设单位应组织内审。在内审通过并完成闭环整改后，对于产生一般和较重职业病危害的军工建设项目，建设单位可按照有关规定组织职业病防护设施的施工；对于产生严重职业病危害的军工建设项目，建设单位应向安全评审中心提交备案申请，经安全评审中心审查合格及集团公司出具正式备案通知书后，方可施工。主要工作流程如图 4.1 所示。

二、各环节工作要点

(一)委托编制设计专篇

在项目初步设计阶段，建设单位应委托具有相应资质的设计单位编制职业病防护设施设计专篇；对于未委托具有相应资质的设计单位编制职业病防护设施设计专篇的，集团公司将对该项目不予备案或验收。

职业病防护设施设计专篇应满足《建设项目职业卫生“三同时”监督管理暂行办法》(国家安全监管总局令第 51 号)第十七条相关要求，并主要包括以下几个方面的内容：

①设计的依据；

②建设项目概述；

③建设项目产生或者可能产生的职业病危害因素的种类、来源、理化性质、毒理特征、浓度、强度、分布、接触人数及水平、潜在危害性和发生职业病的危险程度分析；

④职业病防护设施和有关防控措施及其控制性能；

⑤辅助设施及卫生设施的设置情况；

⑥职业病防治管理措施；

⑦对预评价报告中职业病危害控制措施、防治对策及建议采纳情况的说明；

⑧职业病防护设施投资预算；

⑨可能出现的职业病危害事故的预防及应急措施；

⑩可以达到的预期效果及评价。

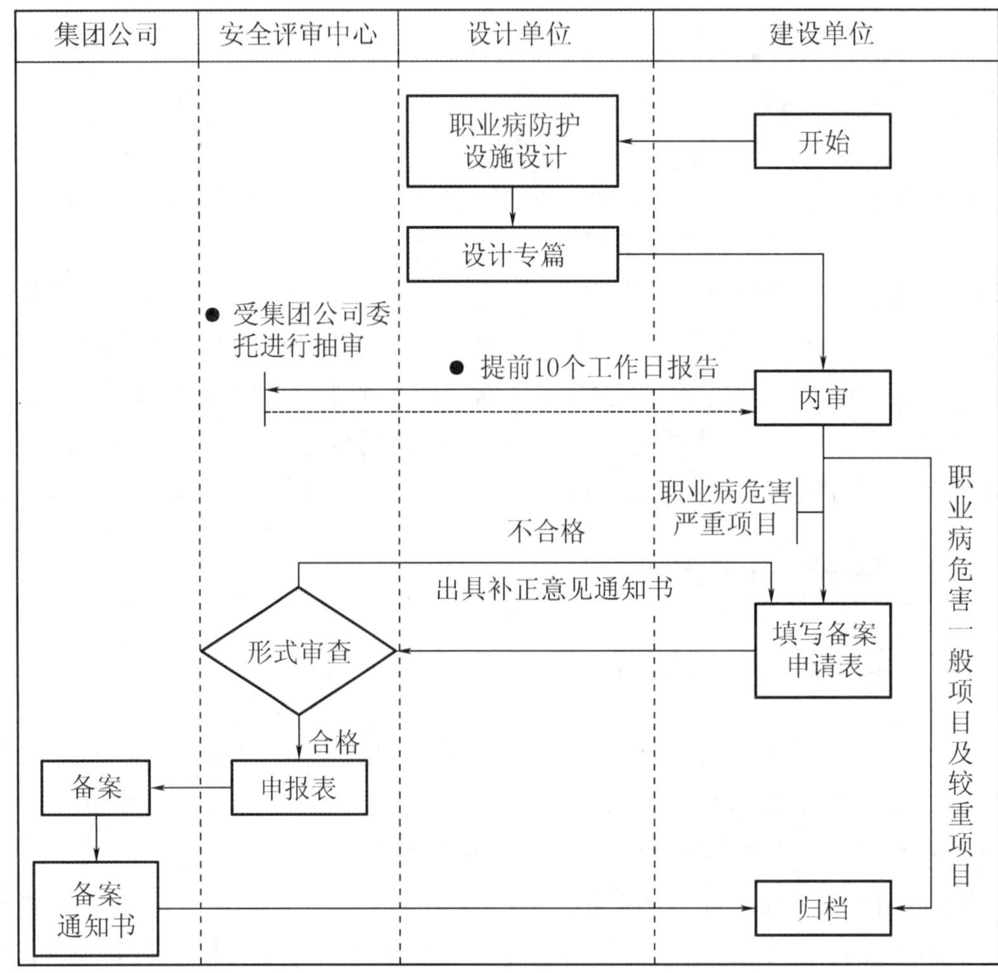

图4.1 产生职业病危害的军工建设项目初步设计阶段“三同时”工作流程图

(二)设计专篇内审

1. 设计专篇内审前的要点

建设单位应对职业病防护设施设计专篇进行内审，并对职业病防护设施设计的真实性、合法性和实用性负责。内审环节应有本单位职业卫生管理部门的审查意见。建设单位应在内审前 10 个工作日内，以单位便函的形式告知安全评审中心,便函应包含以下相关信息,并进行脱密处理。

①建设项目名称;

②技术服务机构及资质;

③预评价备案情况;

④设计专篇编制情况;

⑤内审的时间及地点;

⑥拟定的评审专家及其单位名称;

⑦其他需告知情况。

2. 建设单位内审组织工作及内审意见报告的要求

安全评审中心受集团公司委托可对建设单位的内审过程进行检查或组织抽审,抽审应与内审合并进行。军工建设项目职业病防护设施设计阶段审查要求详见附录 1 第八项,建设单位内审应形成内审意见报告。军工建设项目职业病危害防护设施设计内审意见报告格式详见附录 1 第九项。

建设单位内审组织工作及内审意见报告应满足以下要求。

①内审报告内容完整,且会议由主要负责人或指定分管负责人主持。

②建设单位在 2015 年 3 月 1 日以后对军工建设项目职业病危害防护设施设计专篇进行内审的,内审专家组总人数不少于 5 人,成员须有 3 人以上为职业卫生评审专家,且应包含工程技术专家和职业卫生管理人员。

职业卫生评审专家应是国防科工局备案认定的国防科技工业职业卫生评审专家,或国家安全监管总局职业卫生专家库成员,对国家安全监管总局职业卫生专家库专家应在“职业卫生专家证号”中标明“国家库专家”。

③内审意见须有明确结论,由专家及建设单位主要负责人签字确认(主要负责人可为建设单位法人代表、项目或职业卫生分管领导)。

(三)审核备案

1. 一般或较重类职业病危害项目

职业病危害一般或较重的军工建设项目,建设单位应当在完成职业病防护设施设计专篇内审并组织整改后,按照有关规定组织职业病防护设施的施工。

2. 严重类职业病危害项目

职业病危害严重的军工建设项目,建设单位在内审结束并组织完成整改后,应向安全评审中心提交职业病防护设施设计备案申请。安全评审中心收到备案申请后,应于 5 个工作日内对备案申请和设计专篇报告进行形式审查。通过审查的,由集团公司出具备案通知书。未经备案的,建设单位不得进行施工。

职业病危害严重的军工建设项目，在职业病防护设施设计备案后，建设项目生产规模、生产工艺或者职业病危害因素种类等发生重大变更的，建设单位应根据变更的内容重新进行职业病防护设施设计及内审，并在变更之日起30日内向集团公司重新申请备案。

三、建设单位申请备案需准备的材料

建设单位申请备案审查时，应将下列材料装订成册：

①备案申请函；

②形式审查自查表（见附录1第二项）；

③军工建设项目职业病防护设施设计备案申请表（见附录1第十项）；

④建设项目职业病防护设施设计专篇；

⑤职业病防护设施设计专篇的专家组内审意见和专家个人意见（见附录1第九项）；

⑥对专家组内审意见和专家个人意见的修改说明；

⑦建设项目职业病防护设施设计单位资质（影印件）；

⑧职业病防护设施设计专篇法律责任承诺书；

⑨建设项目立项批复文件；

⑩建设项目职业病危害预评价报告备案通知书；

⑪职业病防护设施设计单位与建设单位签订的保密承诺书；

⑫其他相关材料。

其中，备案申请函除按正式公文程序流转外，应和其他申报材料一起装订报送给安全评审中心。建设单位报送材料前应对相关材料进行初步自查，并填写“形式审查自查表”。

关于建设项目立项批复文件，如果该文件涉密，建议通过集团公司密邮渠道直接将电子版立项批复文件发送至七一四所安全评审中心；若无法密邮，可将纸质版通过机要渠道发送至七一四所安全评审中心。

四、安全评审中心工作要点

（一）抽审要点

收到建设单位邀请参加军工建设项目职业病防护设施设计专篇内审工作的便函后，安全评审中心可根据工作需要，决定是否进行抽审。当决定进行抽审时，安全评审中心将组织1~2名专家赴建设单位开展抽审工作，抽审与建设单位的内审合并进行。抽审重点是对设计专篇的形式、内容质量和内审工作程序进行审核监督。

1. 审查设计专篇形式

安全评审中心对设计专篇形式的抽审，主要是对专篇内容格式进行审查。重点审查专篇是否满足《建设项目职业病防护设施设计专篇编制要求》(ZW—JB—2014—002)的相关要求，是否包括建设项目概况、职业病危害因素分析及危害程度预测、职业病防护设施设计和预期效果评价等四部分内容，技术服务机构的资质和报告的盖章、签发是否符合要求等。

2. 审查设计专篇的质量

在对设计专篇形式进行审查的同时，安全评审中心根据附录1第八项中的十项相关要求，对设计专篇的质量进行审核监督。

3. 审查建设单位内审工作程序

主要审查监督建设单位在组织内审工作时，其专家组织、会议主持、专家组内审意见报告和专家个人意见的真实性。

抽审时应保留相关记录，记录格式见“军工建设项目职业病危害防护设施设计抽审情况报告”(见附录1第十一项)。

(二)设计专篇备案申请形式审查要点

设计专篇备案申请形式审查要求详见表4.1。

表4.1　严重类职业病危害项目设计专篇备案形式审查要点

序号	需要材料	关注要点
1	备案文件目录清单	目录清单中应包括文件名称、文件密级、文件份数和文件页数等，并制作成表格形式
2	形式审查自查表	建设单位应对备案文件进行逐项审查，并有审查人签字、联系方式及日期
3	申请备案函	①抬头为“中国船舶重工集团公司生产经营部”； ②抄送安全评审中心； ③内容应包含项目情况(立项批复单位、批复时间、建设内容)、技术服务机构及其资质情况、预评价报告备案情况、设计专篇编制情况、内审情况和申请备案等方面内容； ④应为正式公文，有文号； ⑤备案申请函应本着“一事一议”的原则，即一个项目对应一个申请函

表4.1(续1)

序号	需要材料	关注要点
4	军工建设项目职业病防护设施设计(备案)申请表	①申请表中附表应有设计单位盖章; ②内审专家组成员应有3人以上的职业卫生评审专家,总数不少于5人,且应包括工程技术专家和职业卫生管理人员; ③职业卫生评审专家应是国防科工局备案认定的国防科技工业职业卫生评审专家,或国家安全监管总局职业卫生专家库成员,对国家安全监管总局职业卫生专家库专家应在“职业卫生专家证号”中标明“国家库专家”; ④建设单位意见需要主要负责人签字、盖章,主要负责人为建设单位法人代表、项目或职业卫生分管领导; ⑤职业病危害风险类别应标明为“严重”
5	建设项目职业病防护设施设计专篇	应由设计机构盖章
6	职业病防护设施设计专篇的专家组内审意见和专家个人意见	①内审意见报告格式应符合附录1第九项要求; ②内审意见须有明确结论,须有专家签字; ③内审意见应有主要负责人签字,主要负责人为建设单位法人代表、项目或职业卫生分管领导
7	对专家组内审意见和专家个人意见的修改说明	①专家组组长签字确认; ②设计单位应对专家组内审意见和专家个人意见逐条进行闭环整改
8	建设项目职业病防护设施设计单位资质(影印件)	设计单位资质应在有效期内,影印件上应有设计单位盖章
9	职业病防护设施设计专篇法律责任承诺书	应由设计单位盖章
10	建设项目立项批复文件	①有国防科工局批复证明材料(如涉密,建议走密邮渠道,不用一起装订); ②立项批复文件中建设内容与评价报告中评价内容一致

表 4.2(续 2)

序号	需要材料	关注要点
11	建设项目职业病危害预评价报告备案通知书	应有集团公司备案文件(3 月 1 日之前的项目应有当地安全主管部门备案文件)
12	职业病防护设施设计单位与建设单位签订的保密承诺书	应有建设单位与设计单位盖章
13	其他相关材料	

注:备案文件中所有涉及“项目名称”的地方,其填写均应与项目立项批复文件中的项目名称一致,不应多字和少字;如项目名称需要进行脱密处理的,需首先在“申请备案函”中注明脱密处理后的名称,其后,备案文件中涉及的“项目名称”部分方可使用脱密处理后的名称填写。

五、备案及档案管理

收到建设单位职业病危害严重类军工建设项目的备案申请资料后,安全评审中心应在 5 个工作日内对其进行形式审查。审查合格的,安全评审中心向集团公司提交“军工建设项目职业卫生‘三同时’工作申报表”(见附录 1 第三项),提出予以备案建议。集团公司生产经营部据此出具备案通知书。

审查不合格的,安全评审中心应向建设单位出具补正通知书,并说明原因。建设单位应按要求完成整改后重新提交备案申请。

建设单位收到备案通知后,可根据项目进度安排后续工作。

安全评审中心将集团公司备案通知书、建设单位备案申请相关材料按照“一单位一项目一归档”的方式进行归档,存放于集团公司档案室。

第五章　竣工验收阶段职业卫生“三同时”工作要点

一、工作流程

建设项目施工完成后，建设单位应委托有资质的职业卫生技术服务机构编制职业病危害控制效果评价报告，并对控制效果评价报告组织内审、对职业病防护设施进行自验收。针对内审和自验收过程中发现的问题，完成闭环整改后，建设单位向安全评审中心提交竣工备案（验收）申请。经安全评审中心形式审查合格后，对职业病危害一般类项目直接给予备案；对较重和严重类项目进行现场验收。

建设单位分期建设、分期投入使用的军工建设项目，其职业病防护设施应当分期进行验收。军工建设项目未经职业病防护设施竣工验收（备案）的，不得投入生产或使用。具体流程如图 5.1 所示。

二、委托编制控制效果评价报告

军工建设项目职业病防护设施应由取得相应资质的施工单位负责施工。施工单位应按照职业病防护设施设计和有关施工技术标准、规范进行施工，并对职业病防护设施的工程质量负责。

工程监理单位、监理人员应按照法律法规和工程建设强制性标准，对职业病防护设施施工情况进行监理，并对工程质量承担监理责任。

军工建设项目完工后需要进行试运行的，其配套建设的职业病防护设施必须与主体工程同时投入试运行。试运行时间不少于 30 天，不超过 180 天。国家有关部门另有规定或者特殊要求的行业除外。

试运行期间，建设单位应在《中国船舶重工集团公司关于转发〈国防科工局关于发布《军工建设项目职业卫生“三同时”技术服务机构备案名录》的通知〉的通知》（船重生〔2015〕487 号）名录中，委托具有相应资质的职业卫生技术服务机构对职业病防护设施运行的情况和工作场所的职业病危害因素进行检测，并编制职业病危害控制效果评价报告。

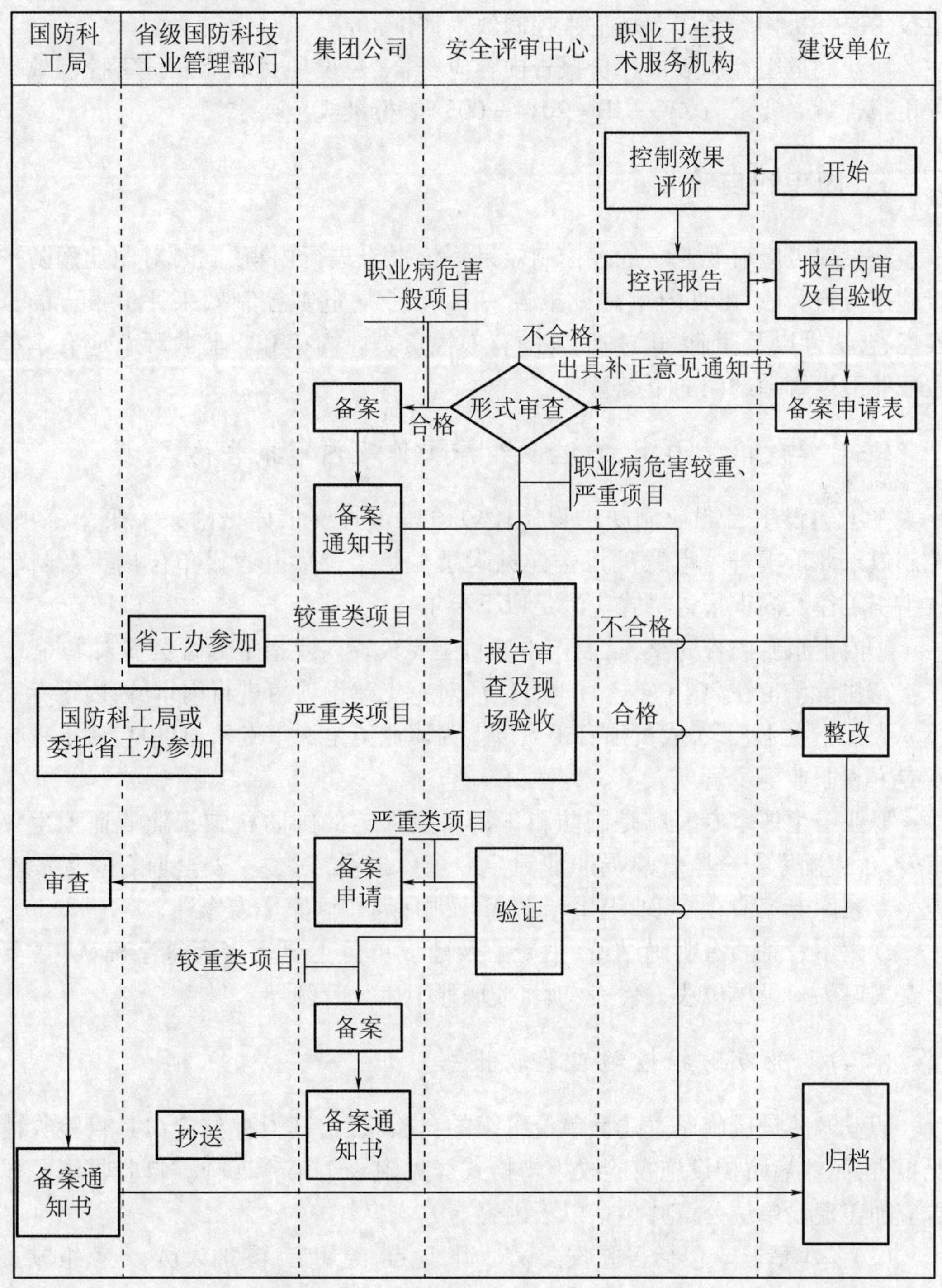

图 5.1 产生职业病危害的军工建设项目竣工验收阶段“三同时”工作流程图

建设项目不需要试运行的,应在其施工完成后委托具有相应资质的职业卫生技术服务机构编制职业病危害控制效果评价报告。

职业病危害控制效果评价报告内容应符合《建设项目职业病危害控制效果评价报告编制要求》(ZW—JB—2014—003)等标准规范要求。

三、内审和自验收

建设单位应对职业病危害控制效果评价报告进行内审,同时对职业病防护设施进行自验收,出具内审意见报告,并对职业病危害控制效果评价报告的真实性、合法性以及职业病防护设施的有效性负责。内审和自验收环节应有本单位职业卫生管理部门的审查意见。

(一)建设单位内审、自验收组织工作及内审报告格式

军工建设项目职业病防护设施验收阶段审查要求详见附录1第十二项。控制效果评价报告内审意见报告详见附录1第十三项。建设单位内审及自验收组织工作及内审报告格式应满足以下要求:

①内审报告内容完整,且会议由项目主要负责人或指定分管负责人主持。

②建设单位在2015年3月1日以后对军工建设项目进行内审的,内审专家组总人数不少于5人,成员须有3人以上为职业卫生评审专家,且应包含工程技术专家和职业卫生管理人员。

职业卫生评审专家应是国防科工局备案认定的国防科技工业职业卫生评审专家,或国家安全监管总局职业卫生专家库成员,对国家安全监管总局职业卫生专家库专家应在“职业卫生专家证号”中标明“国家库专家”。

③内审意见须有明确结论,由专家及建设单位主要负责人签字确认(主要负责人可为建设单位法人代表、项目或职业卫生分管领导)。

(二)职业病防护设施自验收报告

职业病防护设施通过建设单位组织的自验收后,建设单位应出具自验收情况报告,职业病防护设施自验收报告格式详见附录1第十四项。自验收情况报告应加盖建设单位公章并包括以下内容。

(1)基本情况。包括自验收会议时间、地点、组织者、参加人员、专家组成及成员能力介绍、自验收过程、专家审查结论等。

(2)真实性、合法性、有效性认定证明,包括:

①对专家组成及成员能力认定;

②对自验收过程和专家验收结论的认定意见；

③对现场整改情况的认定意见(若职业卫生专家提出整改建议)；

④对施工单位资质、施工人员能力、职业病防护设施施工及施工过程中职业病防治总结报告的认定意见；

⑤对工程监理单位资质、监理人员能力、职业病防护设施工程监理及施工过程职业病防治监理总结报告的认定意见；

⑥明确保证在整个项目的生命周期内采取措施保持职业病防护设施、职业卫生管理制度的有效性，在任何时间都保证劳动者所接触的职业病危害因素浓度(强度)符合国家有关法律、法规和标准的要求。

四、职业病危害一般类项目的备案审查要点

(一)竣工备案申请

职业病危害一般的军工建设项目，建设单位在完成自验收及相应意见闭环整改后，应向安全评审中心提交职业病防护设施竣工验收备案申请。

建设单位申请备案审查时，应将下列材料装订成册：

①备案申请函；

②形式审查自查表(见附录1第二项)；

③军工建设项目职业病防护设施竣工验收(备案)申请表(见附录1第十五项)；

④建设项目职业病控制效果评价报告；

⑤建设单位职业病防护设施自验收总结；

⑥控制效果评价报告的专家组内审意见和专家个人意见；

⑦建设项目新增新建职业病防护设施设备的现场点检表；

⑧职业病防护设施自验收意见；

⑨对控制效果评价报告专家组内审意见和专家个人意见的修改说明；

⑩建设单位对职业病防护设施自验收的整改报告；

⑪职业卫生技术服务机构资质证明(影印件)；

⑫职业病危害控制效果评价报告法律责任承诺书；

⑬建设项目职业病防护设施施工单位和监理单位资质证明(影印件)；

⑭职业病防护设施施工过程法律责任承诺书；

⑮施工单位职业病防治工作总结；

⑯职业病防护设施施工监理过程法律责任承诺书；

⑰监理单位监理工作总结；

⑱建设单位职业病危害防治法律责任承诺书；

⑲控制效果评价报告编制单位与建设单位签订的保密承诺书；

⑳建设项目立项批复文件(复印件)；

㉑建设项目职业病危害预评价报告备案通知书(复印件)；

㉒建设项目职业病防护设施设计专篇备案通知书(复印件)；

㉓其他相关材料。

其中,备案申请函除按正式公文程序流转外,应和其他申报材料一起装订报送给安全评审中心。建设单位报送材料前应对相关材料进行初步自查,并填写“形式审查自查表”。

关于建设项目立项批复文件,如果该文件涉密,建议通过集团公司密邮渠道直接将电子版立项批复文件发送至七一四所安全评审中心;若无法密邮,可将纸质版通过机要渠道发送至七一四所安全评审中心。

(二)安全评审中心形式审查

安全评审中心收到备案申请后,应于5个工作日内完成形式审查,审查的要点如表5.1所示。

表5.1　一般类职业病危害建设项目竣工备案形式审查要点

序号	需要材料	关注要点
1	备案文件目录清单	目录清单中应包括文件名称、文件密级、文件份数和文件页数等,并制作成表格形式
2	形式审查自查表	建设单位应对备案文件进行逐项审查,并有审查人签字、联系方式及日期
3	备案申请函	①抬头为“中国船舶重工集团公司生产经营部”; ②抄送安全评审中心; ③内容应包含项目情况(立项批复单位、批复时间、建设内容)、技术服务机构及其资质情况、预评价及设计专篇备案情况、内审及自验收情况和申请备案等方面; ④应为正式公文,有文号; ⑤备案申请函应本着“一事一议”原则,即一个项目对应一个申请函

表 5.1(续 1)

序号	需要材料	关注要点
4	军工建设项目职业病防护设施竣工验收(备案)申请表	①申请表及附表应由评价机构盖章; ②内审专家组成员应有 3 人以上的职业卫生评审专家,总数不少于 5 人,且应包括工程技术专家和职业卫生管理人员; ③职业卫生评审专家应是国防科工局备案认定的国防科技工业职业卫生评审专家,或国家安全监管总局职业卫生专家库成员,对国家安全监管总局职业卫生专家库专家应在“职业卫生专家证号”中标明“国家库专家”; ④建设单位意见需要主要负责人签字、盖章,主要负责人为建设单位法人代表、项目或职业卫生分管领导; ⑤职业病危害风险类别填写清晰,且材料前后一致
5	建设项目职业病控制效果评价报告	①2015 年 3 月 1 日之前至少须是甲级机构,3 月 1 日以后须是科工局发布的名录内的机构; ②报告扉页加盖评价机构公章; ③声明页应加盖评价机构公章,并有报告项目负责人、编写人、审核人、签发人签字; ④报告结论中关于职业危害等级界定处应加盖评价机构公章; ⑤内附委托书且委托书中应有建设单位公章; ⑥附件、附图资料齐全
6	建设单位职业病防护设施自验收总结	①应涵盖试运行相关情况; ②应由建设单位盖章
7	控制效果评价报告的专家组内审意见和专家个人意见	①内审意见报告格式应符合附录 1 第十三项要求; ②内审意见须有明确结论,须由专家签字; ③内审意见应由主要负责人签字
8	建设项目新增新建职业病防护设施设备的现场点检表	应由专家组成员签字

表5.1(续2)

序号	需要材料	关注要点
9	职业病防护设施自验收意见	①自验收报告格式应符合附录1第十四项要求； ②自验收报告应加盖建设单位公章
10	对控制效果评价报告专家组内审意见和专家个人意见的修改说明	①专家组组长签字确认； ②应对专家组内审意见和专家个人意见逐条进行闭环整改
11	建设单位对职业病防护设施自验收的整改报告	①建设单位盖骑缝章,建设单位应逐条整改现场点检时发现的问题； ②专家组组长对整改效果签字确认
12	职业卫生技术服务机构资质证明(影印件)	①职业卫生技术服务机构应在国防科工局发布的机构名录里； ②机构资质业务范围应包括本建设项目业务； ③影印件上应有评价机构盖章
13	职业病危害控制效果评价报告法律责任承诺书	应由评价机构盖章
14	建设项目职业病防护设施施工单位和监理单位资质证明(影印件)	资质应在有效期内,且有盖章
15	职业病防护设施施工过程法律责任承诺书	应由施工单位盖章
16	施工单位职业病防治工作总结	①主要内容包括职业病防护设施工程概况、施工方案简述、特殊问题处理、工程质量及控制情况、职业卫生管理制度、施工人员职业健康监护档案、施工现场职业病危害因素监测记录、人员职业卫生培训记录等,并附相关证明材料的复制件； ②应由施工单位盖章

表 5.1(续 3)

序号	需要材料	关注要点
17	职业病防护设施施工监理过程法律责任承诺书	应由监理单位盖章
18	监理单位监理工作总结	①主要内容包括职业病防护设施和施工过程职业病防治概况、监理组织机构、监理人员及设施投入情况、监理工作成效,并附有关设计变更、工程变更资料、监理指令性文件、各种签证资料及其他相关证明材料的复制件; ②应由监理单位盖章
19	建设单位职业病危害防治法律责任承诺书	应由建设单位盖章
20	控制效果评价报告编制单位与建设单位签订的保密承诺书	应由评价机构盖章
21	建设项目立项批复文件(复印件)	①有国防科工局批复证明材料(如涉密,建议通过密邮渠道发送,不用一起装订); ②立项批复文件中建设内容与评价报告中评价内容一致
22	建设项目职业病危害预评价报告备案通知书(复印件)	应有集团公司备案文件(3 月 1 日之前的项目应有当地安全主管部门备案文件)
23	建设项目职业病防护设施设计专篇备案通知书(复印件)	一般和较重类项目应提交职业病防护设施设计专篇内审证明文件,严重类项目应提交主管部门备案文件
24	其他相关材料	

注:备案文件中所有涉及“项目名称”的地方,其填写均应与项目立项批复文件中的项目名称一致,不应多字和少字;如项目名称需要进行脱密处理的,需首先在“申请备案函”中注明脱密处理后的名称,其后,备案文件中涉及的“项目名称”部分方可使用脱密处理后的名称填写。

（三）备案及档案管理

对通过形式审查的军工建设项目，安全评审中心向集团公司提交“军工建设项目职业卫生‘三同时’工作申报表”（见附录1第三项），提出予以备案建议。集团公司生产经营部据此出具备案通知书。审查不合格的，安全评审中心应向建设单位出具补正通知书，并说明原因。建设单位应按要求完成整改后重新提交备案申请。

安全评审中心将各军工建设项目的集团公司备案通知书、建设单位备案申请相关材料按照“一单位一项目一归档”的方式进行归档，存放于集团公司档案室。

五、较重和严重类项目竣工验收要点

（一）竣工验收申请

职业病危害较重和严重的军工建设项目，建设单位在完成自验收后，应向安全评审中心提交职业病防护设施竣工验收申请。竣工验收申请需提交的相关材料与职业病危害一般类项目竣工备案申请时需提交的材料一致。

（二）安全评审中心形式审查

安全评审中心收到验收申请后，应于5个工作日内对验收申请及相关附件进行形式审查。审查要点与职业病危害一般类项目竣工备案形式审查要点相同。

形式审查满足要求的，安全评审中心应向集团公司、国防科技工业管理部门（严重类为国防科工局，较重类为当地省级国防科技工业管理部门）报送竣工验收申请受理情况（含现场验收筹备计划情况）。

形式审查不满足要求的，安全评审中心书面通知建设单位，并说明理由，不予安排竣工验收。

（三）安全评审中心组织现场验收

符合验收申请要求的，安全评审中心在10个工作日内组织专家对职业病危害控制效果评价报告进行审查（审查要求见附录1第十二项），并对职业病防护设施进行现场验收，出具竣工验收意见。

对职业病危害控制效果评价报告审查和职业病防护设施现场验收的结论有通过验收和不通过验收两种情形。现场验收不通过的，建设单位应立即进行整改，整改后重新提交验收申请。

报告审查和现场验收工作要点具体详见本《工作指南》第六章“职业病危害较重或严重的军工建设项目现场验收工作要点”。

第六章　职业病危害较重或严重类军工建设项目现场验收工作要点

针对职业病危害较重和严重类的军工建设项目，接到建设单位的竣工验收申请且形式审查合格后，安全评审中心应在10个工作日内组织专家对军工建设项目职业病危害控制效果评价报告进行审核，并对职业病防护设施进行现场验收。两部分工作应同时进行。

一、建设单位接受现场验收时工作要点

建设单位应按照安全评审中心现场验收工作相关要求准备好相关材料，并全力配合开展现场验收工作，保证所提供材料（包括接受现场验收的场所、设备设施）的真实性、有效性和合法性。建设单位在迎接现场验收时应提供如下材料：

①建设项目情况介绍（PPT形式）；

②控制效果评价报告情况介绍（PPT形式，由评价机构完成）；

③控制效果评价报告（审核部门及专家每人1份）；

④内审及自验收意见报告（含专家个人意见）（审核部门及专家每人1份）；

⑤内审及自验收整改情况（审核部门及专家每人1份）；

⑥建设项目的设备设施清单（审核部门及专家每人1份）；

⑦可能产生职业病危害的设备及场所清单（审核部门及专家每人1份）；

⑧职业病防治责任制度、职业卫生管理制度、急性职业病危害事故应急救援预案和职业卫生档案等相关材料（1份）；

⑨建设单位职业卫生管理组织机构图（1份）。

其中，军工建设项目情况介绍PPT，建议重点介绍项目整体布局情况、各建设单元的主要业务类型、所用的原辅材料、职业病危害防护措施落实情况等内容。

二、安全评审中心组织现场验收工作要点

（一）组建专家组并制订工作方案

安全评审中心根据建设单位情况提前组建验收专家组，并制订现场验收工作方案。验收专家组总人数不少于5人，成员须有3人以上为职业卫生评审专家，且应包含工程技术专家和职业卫生管理人员，并指定1名专家担任验收专家组组长。其中，职业卫生评审专家，应由安全评审中心依据《中国船舶重工集团公司关于转发〈国防科工局关于发布《军工建设项目职业卫生“三同时”评审专家名单》的通知〉的通知》（船重生〔2015〕488号）中的专家名单或国家安全监管总局职业卫生专家库专家名单确定，并提前向专家所在单位下发专家调派函（集团外专家发邀请函）。

现场验收工作方案主要包括工作依据、工作思路、参加领导与验收专家、时间安排、需要建设单位提前准备的材料清单等内容。

安全评审中心需至少提前5天将现场验收工作方案通知建设单位，并抄报集团公司生产经营部。同时，对职业病危害较重的军工建设项目职业卫生“三同时”验收，安全评审中心应邀请当地省级国防科技工业管理部门参加；对职业病危害严重的军工建设项目验收，应邀请国防科工局参加。

（二）评审中心需要提前准备的资料

①验收工作方案（审核部门及专家每人1份）；

②会议议程（审核部门及专家每人1份）（见附录1第十六项）；

③会议签到表（见附录第十七项）；

④安全保密教育提醒表和安全保密承诺书（专家每人1份）（见附录1第十八项）；

⑤军工建设项目职业病防护设施竣工验收报告（见附录1第十九项）；

⑥军工建设项目职业病防护设施竣工验收专家个人意见（专家每人1份）（见附录1第二十项）；

⑦职业卫生评审专家评议表（见附录1第二十一项）；

⑧建设项目职业病防护设施竣工验收现场检查表（见附录1第二十二项）。

(三)现场验收工作要求

本着务求实效的原则,竣工验收活动应按照专家预备会、首次会、控制效果评价报告评审及现场验收、内部沟通会、末次会议等环节依次进行。

控制效果评价报告评审与现场验收流程如图6.1所示。

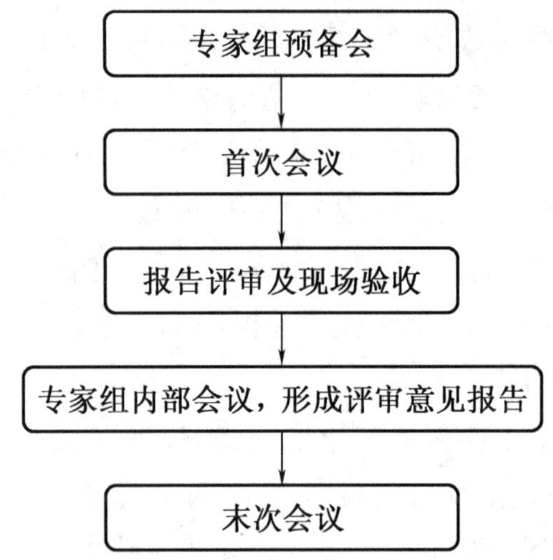

图6.1 控制效果评价报告评审与现场验收流程图

1. 召开专家组预备会

专家组入驻建设单位后,安全评审中心组织相关专家召开专家组预备会,预备会议重点围绕以下内容进行:安全评审中心介绍项目建设基本情况和验收日程安排等,对各位专家进行安全保密教育,与验收专家逐一签署安全保密承诺书,并组织专家对本次验收工作可能遇到的情况进行研讨。同时,商讨确定竣工验收专家组组长。

2. 首次会议

现场验收首次会议由安全评审中心主持召开。专家组全体成员、建设单位主要负责人、规划、建设、安全和使用部门相关人员、评价机构相关人员应参加首次会议。同时,职业病危害类别为较重的军工建设项目,需邀请建设单位所属省级国防科技工业管理部门参加首次会议;职业病危害类别为严重的军工建设项目,需邀请国防科工局领导参加首次会议。

首次会议的主要议程如下:

①安全评审中心介绍参会领导和专家;

②建设单位介绍本单位及评价机构参会人员；

③建设单位致欢迎词；

④参会领导讲话；

⑤委托竣工验收专家组组长组织验收工作。

3. 现场验收

现场验收由竣工验收专家组组长主持进行。主要议程如下：

①由建设单位汇报项目建设基本情况(PPT 形式)；

②由评价机构汇报控制效果评价报告主要内容(PPT 形式)；

③专家质疑提问；

④现场评审报告,并赴现场进行验收检查。

4. 专家组内部沟通

控制效果评价报告评审和现场检查结束后,专家组组长组织验收专家进行内部沟通,主要是对审查过程中发现的问题进行探讨和交流,并形成一致的、明确的验收意见及结论。

建设单位应为验收组提供独立的会议场所。召开专家内部沟通会时,建设单位应回避。

5. 末次会议

末次会议由安全评审中心主持,首次会议全体参会人员应参加末次会议。末次会议议程如下：

①对专家组工作和建设单位的配合致谢；

②专家分别汇报验收时发现的问题；

③专家组组长汇报现场验收结论；

④安全评审中心明确后续整改及最终备案要求；

⑤参会领导讲话(讲话依次顺序是国家科工局领导、省工办领导、建设单位领导)。

6. 签字确认

“军工建设项目职业病防护设施竣工验收报告”应有专家组签字,评审意见应有明确结论;“建设项目新增新建职业病防护设施设备的现场点检表”需要有专家组签字;“专家个人意见表”应有专家个人签字。

“军工建设项目职业病防护设施竣工验收报告”一式三份,安全评审中心留存两份,建设单位留存一份;“建设项目新增新建职业病防护设施设备的现场点检表”“专家个人意见”和“会议签到表”一式一份,建设单位复印留存。

三、闭环整改工作要求

建设单位应对验收专家提出的验收意见逐条进行闭环整改。其中,对现场验收过程中发现的问题,建设单位应举一反三,逐一进行闭环整改,形成现场整改报告。现场整改报告应图文并茂、佐证资料齐全有效,加盖建设单位公章,并有验收专家组组长签字确认。同时,建设单位应组织评价机构根据专家验收意见,对控制效果评价报告逐条进行整改,并形成控制效果评价报告整改情况说明。控制效果评价报告整改情况说明应有评价机构盖章,并有验收专家组组长签字。

四、最终备案资料报送

建设单位完成相关闭环整改并得到验收专家组组长确认后,应及时将如表6.1所示的材料报送安全评审中心。

表6.1　严重和较重类项目通过现场验收后应报送的材料及相关要求

序号	资料名称	审查要点
1	验收备案申请函	①抬头为“中国船舶重工集团公司生产经营部”; ②抄送安全评审中心; ③内容应包含项目情况(立项批复单位、批复时间、建设内容)、技术服务机构及其资质情况、预评价及设计专篇备案情况、内审及自验收情况、接受集团公司组织的现场验收情况及闭环整改情况等内容; ④应为正式公文,有文号; ⑤备案申请函应本着“一事一议”原则,即一个项目对应一个申请函
2	军工建设项目职业病防护设施竣工验收(备案)申请(含相关附件)	①具体详见本《工作指南》第五章表5.1; ②控制效果评价报告应为评价机构根据专家意见更新后的最终报告

表 6.1(续)

序号	资料名称	审查要点
3	对控制效果评价报告的修改说明	①对专家所提意见逐条进行闭环整改; ②加盖评价机构公章; ③验收专家组组长签字确认
4	建设单位对职业病防护设施验收的整改报告	①对专家所提意见逐条进行闭环整改; ②图文并茂,佐证资料齐全有效; ③加盖建设单位公章; ④验收专家组组长签字确认

注:以上材料除竣工验收备案申请材料中的申请表、控制效果评价报告、控评报告的修改说明、现场验收整改报告一式两份外,其他材料均一式一份。

五、备案及档案管理

通过竣工验收且完成整改的职业病危害较重的军工建设项目,安全评审中心应在收到建设单位报送的最终备案申请材料 5 个工作日内,向集团公司报送“军工建设项目职业卫生‘三同时’工作申报表”(见附录 1 第三项),向集团公司生产经营部提出予以备案建议。集团公司生产经营部据此出具备案通知书,并抄送省级国防科技工业管理部门。

通过竣工验收且完成整改的职业病危害严重的军工建设项目,安全评审中心应在收到建设单位报送的最终备案申请材料 5 个工作日内,向集团公司报送“军工建设项目职业卫生‘三同时’工作申报表”(见附录 1 第三项),向集团公司提出予以备案建议。集团公司生产经营部据此向国防科工局提交备案申请,由国防科工局审查通过后出具验收备案通知书。

集团公司向国防科工局报送的材料应包含以下内容:

①集团公司申请备案的函;

②建设单位申请备案的函;

③控制效果评价报告;

④备案申请材料;

⑤备案申请表;

⑥建设单位对职业病防护设施验收的整改报告;

⑦对控制效果评价报告的修改说明。

安全评审中心将各军工建设项目的国防科工局备案通知书(或集团公司备案通知书)、建设单位备案申请相关材料按照“一单位一项目一归档”的方式进行归档,存放于集团公司档案室。

附录一　军工建设项目职业卫生“三同时”审查阶段所需附表及相关审查要求

一、不产生职业病危害项目登记表

不产生职业病危害项目登记表见表 A.1。

表 A.1　不产生职业病危害项目登记表

<table>
<tr><td>项目名称</td><td colspan="3"></td></tr>
<tr><td>建设地址</td><td></td><td>总投资(万元)</td><td></td></tr>
<tr><td>法定代表人</td><td></td><td>项目负责人</td><td></td></tr>
<tr><td>联系人</td><td></td><td>联系电话</td><td></td></tr>
<tr><td>建设单位地址</td><td></td><td>邮政编码</td><td></td></tr>
<tr><td>证明书编制机构</td><td></td><td>出具证明书时间</td><td></td></tr>
<tr><td colspan="4">主要建设内容:
□1. 计算机软硬件
□2. 新建或改造建(构)筑物(不需填报具体建设内容)
□3. 其他主要建设内容</td></tr>
<tr><td colspan="4">相关材料
□1. 不产生职业病危害证明书 (1 份)
□2. 职业卫生技术服务机构资质证明(影印件) (1 份)
□3. 不产生职业病危害证明书法律责任承诺书 (1 份)
□4. 职业卫生技术服务机构与建设单位签订的保密承诺书 (1 份)
□5. 其他相关材料 (1 份)</td></tr>
<tr><td colspan="2">建设单位意见:
主要负责人(签名):
(单位公章)
年　月　日</td><td colspan="2">项目组织单位意见:
部门负责人(签名):
(部门公章)
年　月　日</td></tr>
</table>

注:主要负责人应为建设单位法人代表、项目或职业卫生分管领导。

二、军工建设项目申请备案形式审查自查表

军工建设项目申请备案形式审查自查表见表 A.2 ~ 表 A.5。

表 A.2　不产生职业病危害项目申请备案形式审查自查表

序号	需要材料	关注要点	检查结果
1	备案文件目录清单	目录清单中应包括文件名称、文件密级、文件份数和文件页数等,并制作成表格形式	
2	形式审查自查表	建设单位应对备案文件进行逐项审查,并有审查人签字、联系方式及日期	
3	申请备案函	①抬头为“中国船舶重工集团公司生产经营部”; ②抄送安全评审中心; ③内容应包括项目基本信息(立项批复单位、批复时间、建设内容),技术服务机构名称、资质及认定结论和申请备案等相关内容; ④应为正式公文,有文号; ⑤备案申请函应本着“一事一议”原则,即一个项目对应一个申请函	
4	不产生职业病危害项目登记表	①表格内容填写完整; ②所填建设内容与批复文件一致——要求补报批复文件(如涉密,建议走密邮渠道); ③建设单位意见需要主要负责人签字,主要负责人为建设单位法人代表、项目或职业卫生分管领导	
5	不产生职业病危害证明书	①评价机构应为科工局发布的名录内的机构; ②报告扉页加盖评价机构公章; ③声明页应加盖评价机构公章,并有报告项目负责人、编写人、审核人、签发人的签字; ④报告结论中关于职业病危害等级界定处应加盖评价机构公章; ⑤内附委托书且委托书中应有建设单位公章; ⑥附件、附图资料齐全	

表 A.2(续)

序号	需要材料	关注要点	检查结果
6	职业卫生技术服务机构资质证明(影印件)	①职业卫生技术服务机构应在国防科工局发布的机构名录里; ②应为影印件而非复印件,且由评价机构盖章	
7	不产生职业病危害证明书法律责任承诺书	应由评价机构盖章	
8	职业卫生技术服务机构与建设单位签订的保密承诺书	应由评价机构盖章	

检查人:　　　　　　　　联系电话:　　　　　　　　日期:

表 A.3　产生职业病危害军工建设项目预评价申请备案形式审查自查表

序号	需要材料	关注要点	检查结果
1	备案文件目录清单	目录清单中应包括文件名称、文件密级、文件份数和文件页数等,并制作成表格形式	
2	形式审查自查表	建设单位应对备案文件进行逐项审查,并有审查人签字、联系方式及日期	
3	申请备案函	①抬头为“中国船舶重工集团公司生产经营部”; ②抄送安全评审中心; ③内容应包含项目情况(立项批复单位、批复时间、建设内容)、技术服务机构及其资质情况、预评价报告编制情况及其结论、内审情况和申请备案等方面; ④应为正式公文,有文号; ⑤备案申请函应本着“一事一议”的原则,即一个项目对应一个申请函	
4	军工建设项目职业病危害预评价备案申请表	①申请表中附表应有评价机构盖章; ②内审专家组成员应有3人以上的职业卫生评审专家,总数不少于5人,且应包括工程技术专家和职业卫生管理人员; ③职业卫生评审专家应是国防科工局备案认定的国防科技工业职业卫生评审专家,或国家安全监管总局职业卫生专家库成员,对国家安全监管总局职业卫生专家库专家应在“职业卫生专家证号”中标明“国家库专家”; ④建设单位意见需有主要负责人签字、盖章,主要负责人为建设单位法人代表、项目或职业卫生分管领导	
5	建设项目立项批复文件	①有国防科工局批复证明材料(如涉密,建议走密邮渠道,不用一起装订); ②立项批复文件中建设内容与评价报告中评价内容一致	

表 A.3(续)

序号	需要材料	关注要点	检查结果
6	建设项目职业病危害预评价报告	① 2015 年 3 月 1 日之前至少须是甲级机构,3 月 1 日以后须是科工局发布的名录内的机构; ②报告扉页加盖评价机构公章; ③声明页应加盖评价机构公章,并有报告项目负责人、编写人、审核人、签发人签字; ④报告结论中关于职业危害等级界定处应加盖评价机构公章; ⑤内附委托书且委托书中应有建设单位公章; ⑥附件、附图资料齐全	
7	预评价报告的专家组内审意见和专家个人意见	①内审意见报告格式应符合附录 1 第五项要求; ②内审意见须有明确结论,须有专家签字; ③内审意见应有主要负责人签字	
8	对预评价报告专家组内审意见和专家个人意见的修改说明	①应由专家组组长签字确认; ②评价机构应对专家组内审意见和专家个人意见逐条进行闭环整改	
9	职业卫生技术服务机构资质证明(影印件)	①职业卫生技术服务机构应在国防科工局发布的机构名录里; ②机构资质业务范围应包括本建设项目业务; ③影印件上应有评价机构盖章	
10	职业病危害预评价报告法律责任承诺书	应由评价机构盖章	
11	职业卫生技术服务机构与建设单位签订的保密承诺书	应由评价机构盖章	

检查人:　　　　　　　　　　联系电话:　　　　　　　　日期:

表 A.4 严重类职业病危害项目设计专篇申请备案形式审查自查表

序号	需要材料	关注要点	检查结果
1	备案文件目录清单	目录清单中应包括文件名称、文件密级、文件份数和文件页数等,并制作成表格形式	
2	形式审查自查表	建设单位应对备案文件进行逐项审查,并有审查人签字、联系方式及日期	
3	申请备案函	①抬头为“中国船舶重工集团公司生产经营部”; ②抄送安全评审中心; ③内容应包含项目情况(立项批复单位、批复时间、建设内容)、技术服务机构及其资质情况、预评价报告备案情况、设计专篇编制情况、内审情况和申请备案等方面内容; ④应为正式公文,有文号; ⑤备案申请函应本着“一事一议”的原则,即一个项目对应一个申请函	
4	军工建设项目职业病防护设施设计(备案)申请表	①申请表中附表应有设计单位盖章; ②内审专家组成员应有 3 人以上的职业卫生评审专家,总数不少于 5 人,且应包括工程技术专家和职业卫生管理人员; ③职业卫生评审专家应是国防科工局备案认定的国防科技工业职业卫生评审专家,或国家安全监管总局职业卫生专家库成员,对国家安全监管总局职业卫生专家库专家应在“职业卫生专家证号”中标明“国家库专家”; ④建设单位意见需要主要负责人签字、盖章,主要负责人为建设单位法人代表、项目或职业卫生分管领导; ⑤职业病危害风险类别应标明为“严重”	
5	建设项目职业病防护设施设计专篇	应由设计机构盖章	

表 A.4(续)

序号	需要材料	关注要点	检查结果
6	职业病防护设施设计专篇的专家组内审意见和专家个人意见	①内审意见报告格式应符合附录1第九项要求; ②内审意见须有明确结论,须有专家签字; ③内审意见应有主要负责人签字,主要负责人为建设单位法人代表、项目或职业卫生分管领导	
7	对专家组内审意见和专家个人意见的修改说明	①应由专家组组长签字确认; ②设计单位应对专家组内审意见和专家个人意见逐条进行闭环整改	
8	建设项目职业病防护设施设计单位资质(影印件)	设计单位资质应在有效期,影印件上应有设计单位盖章	
9	职业病防护设施设计专篇法律责任承诺书	应由设计单位盖章	
10	建设项目立项批复文件	①有国防科工局批复证明材料(如涉密,建议走密邮渠道,不用一起装订); ②立项批复文件中建设内容与评价报告中评价内容一致	
11	建设项目职业病危害预评价报告备案通知书	应有集团公司备案文件(3月1日之前的项目应有当地安全主管部门备案文件)	
12	职业病防护设施设计单位与建设单位签订的保密承诺书	应由设计单位盖章	

检查人:　　　　　　　　　　联系电话:　　　　　　　　　　日期:

表 A.5　产生职业病危害军工建设项目竣工备案申请形式审查自查表

序号	需要材料	关注要点	检查结果
1	备案文件目录清单	目录清单中应包括文件名称、文件密级、文件份数和文件页数等，并制作成表格形式	
2	形式审查自查表	建设单位应对备案文件进行逐项审查，并有审查人签字、联系方式及日期	
3	申请备案函	①抬头为“中国船舶重工集团公司生产经营部”； ②抄送安全评审中心； ③内容应包含项目情况(立项批复单位、批复时间、建设内容)、技术服务机构及其资质情况、预评价及设计专篇备案情况、内审及自验收情况和申请备案等方面； ④应为正式公文，有文号； ⑤备案申请函应本着“一事一议”原则，即一个项目对应一个申请函	
4	军工建设项目职业病防护设施竣工验收(备案)申请表	①申请表及附表应由评价机构盖章； ②内审专家组成员应有3人以上的职业卫生评审专家，总数不少于5人，且应包括工程技术专家和职业卫生管理人员； ③职业卫生评审专家应是国防科工局备案认定的国防科技工业职业卫生评审专家，或国家安全监管总局职业卫生专家库成员，对国家安全监管总局职业卫生专家库专家应在“职业卫生专家证号”中标明“国家库专家”； ④建设单位意见需要主要负责人签字、盖章，主要负责人为建设单位法人代表、项目或职业卫生分管领导，对国家安全监管总局职业卫生专家库的专家应在“职业卫生专家证号”中指明“国家库专家”； ⑤职业病危害风险类别填写清晰，且材料前后一致	

表 A.5(续 1)

序号	需要材料	关注要点	检查结果
5	建设项目职业病控制效果评价报告	① 2015 年 3 月 1 日之前至少须是甲级机构,3 月 1 日以后须是科工局发布的名录内的机构; ②报告扉页加盖评价机构公章; ③声明页应加盖评价机构公章,并有报告项目负责人、编写人、审核人、签发人签字; ④报告结论中关于职业危害等级界定处应加盖评价机构公章; ⑤内附委托书且委托书中应有建设单位公章; ⑥附件、附图资料齐全	
6	建设单位职业病防护设施自验收总结	①应涵盖试运行相关情况; ②应由建设单位盖章	
7	控制效果评价报告的专家组内审意见和专家个人意见	①内审意见报告格式应符合附录 1 第十三项要求; ②内审意见须有明确结论,须有专家签字; ③内审意见应有主要负责人签字	
8	建设项目新增新建职业病防护设施设备的现场点检表	应由专家组签字	
9	职业病防护设施自验收意见	①自验收报告格式应符合附录 1 第十四项要求; ②自验收报告应加盖建设单位公章	
10	对控制效果评价报告专家组内审意见和专家个人意见的修改说明	①应由专家组组长签字确认; ②应对专家组内审意见和专家个人意见逐条进行闭环整改	
11	建设单位对职业病防护设施自验收的整改报告	①建设单位盖骑缝章,建设单位应逐条整改现场点检时发现的问题; ②应由专家组组长对整改效果签字确认	

表 A.5(续2)

序号	需要材料	关注要点	检查结果
12	职业卫生技术服务机构资质证明(影印件)	①职业卫生技术服务机构应在国防科工局发布的机构名录里; ②机构资质业务范围应包括本建设项目业务; ③影印件上应由评价机构盖章	
13	职业病危害控制效果评价报告法律责任承诺书	应由评价机构盖章	
14	建设项目职业病防护设施施工单位和监理单位资质证明(影印件)	资质应在有效期内,且由单位盖章	
15	职业病防护设施施工过程法律责任承诺书	应由施工单位盖章	
16	施工单位职业病防治工作总结	①主要内容包括职业病防护设施工程概况、施工方案简述、特殊问题处理、工程质量及控制情况、职业卫生管理制度、施工人员职业健康监护档案、施工现场职业病危害因素监测记录、人员职业卫生培训记录等,并附相关证明材料的复制件; ②应由施工单位盖章	
17	职业病防护设施施工监理过程法律责任承诺书	应由监理单位盖章	
18	监理单位监理工作总结	①主要内容包括职业病防护设施和施工过程职业病防治概况、监理组织机构、监理人员及设施投入情况、监理工作成效,并附有关设计变更、工程变更资料、监理指令性文件、各种签证资料及其他相关证明材料的复制件; ②应由监理单位盖章	

表 A.5(续3)

序号	需要材料	关注要点	检查结果
19	建设单位职业病危害防治法律责任承诺书	应由建设单位盖章	
20	控制效果评价报告编制单位与建设单位签订的保密承诺书	应由评价机构盖章	
21	建设项目立项批复文件(复印件)	①有国防科工局批复证明材料(如涉密,建议通过密邮渠道发送,不用一起装订); ②立项批复文件中建设内容与评价报告中评价内容一致	
22	建设项目职业病危害预评价报告备案通知书(复印件)	应有集团公司备案文件(3 月 1 日之前的项目应有当地安全主管部门备案文件)	
23	建设项目职业病防护设施设计专篇备案通知书(复印件)	一般和较重类项目应提交专篇内审证明文件,严重类项目应提交主管部门备案文件	

检查人:　　　　　　　　联系电话:　　　　　　　　日期:

三、军工建设项目职业卫生“三同时”工作申报表

军工建设项目职业卫生“三同时”工作申报表见表 A.6。

表 A.6　军工建设项目职业卫生“三同时”工作申报表

编号：

<table>
<tr><td>建设项目名称</td><td colspan="3"></td></tr>
<tr><td>建设单位名称</td><td colspan="3"></td></tr>
<tr><td>建设单位联系人</td><td></td><td>联系办公电话/手机</td><td></td></tr>
<tr><td>本项目安全评审中心形式审查联系人</td><td></td><td>联系办公电话/手机</td><td></td></tr>
<tr><td rowspan="4">申报种类</td><td colspan="2">不产生职业病危害项目登记</td><td>□备案</td></tr>
<tr><td colspan="2">职业病危害预评价</td><td>□备案</td></tr>
<tr><td colspan="2">职业病防护设施设计</td><td>□备案</td></tr>
<tr><td colspan="2">职业病防护设施竣工</td><td>□备案　□验收</td></tr>
<tr><td>职业病危害类别</td><td colspan="3">□不产生职业病危害　□一般　□较重　□严重</td></tr>
<tr><td>申报材料是否齐全符合要求</td><td colspan="3">□是　　　□否</td></tr>
<tr><td>是否同意报告书内容和结论</td><td colspan="3">□是　　　□否</td></tr>
<tr><td colspan="4">安全评审中心意见：

签字（盖章）
年　　月　　日</td></tr>
</table>

四、军工建设项目职业病危害预评价阶段审查要求

军工建设项目职业病危害预评价阶段审查要求如下：

1. 职业卫生技术服务机构是否在《军工建设项目职业卫生“三同时”技术服务机构备案名录》之内；

2. 职业病危害预评价报告内容是否符合《建设项目职业病危害预评价报告编制要求》等标准规范；

3. 项目概况和利旧情况是否全面；

4. 评价范围是否全面准确，评价单元划分是否合理；

5. 工程分析中对可能产生职业病危害因素的工作场所、工艺、设备、原材料、中间产品、副产品、产品、废弃物以及劳动定员等情况的描述是否完整准确，与建设单位提供的可行性论证阶段的技术资料和相关附图、附件是否相符；

6. 对生产工艺、生产环境和劳动过程中存在的职业病危害因素的种类、来源、分布及接触情况的识别与分析是否准确，是否存在放射性和高毒物质、高危粉尘等作业；

7. 总体布局是否符合相关职业卫生法规标准；

8. 各评价单元的工艺设备布局是否符合相关职业卫生法规标准；

9. 职业病危害因素及其对劳动者健康危害程度的分析和评价是否合理准确；

10. 拟采用哪些新工艺、替代物料、密闭、隔离或自动化设备，以及远距离操作装置、通风设施等用于预防、控制、消除职业病危害的工程措施和技术措施，对其职业卫生分析与评价是否正确；

11. 对个体防护用品、建筑卫生学、辅助用室的职业卫生分析与评价是否正确；

12. 对可能发生急性职业病危害事故的工作场所，其应急救援设施设备的分析与评价是否正确；

13. 职业病防护补充措施是否具有针对性和可行性；

14. 职业病危害风险类别判定是否准确，评价结论是否正确，是否包含关键岗位及关键控制点；

15. 职业病防护设施投资估算是否合理；

16. 其他需要审查的内容。

五、军工建设项目职业病预评价内审意见报告

军工建设项目职业病预评价内审意见报告见表 A.7。

军工建设项目职业病预评价报告内审专家个人意见表见表 A.8。

表 A.7　军工建设项目职业病预评价内审意见报告

编号：

<table>
<tr><td colspan="2">项目名称</td><td colspan="4"></td></tr>
<tr><td colspan="2">建设地址</td><td colspan="4"></td></tr>
<tr><td colspan="2">建设单位</td><td colspan="4"></td></tr>
<tr><td colspan="2">报告编制时间</td><td colspan="2"></td><td>报告内审时间</td><td></td></tr>
<tr><td colspan="2">职业病危害风险类别</td><td colspan="4">□一般　□较重　□严重</td></tr>
<tr><td colspan="2">预评价报告编制机构</td><td colspan="4"></td></tr>
<tr><td colspan="6">内审专家组意见：
(具体内容由内审专家填写)

专家组组长(签名)：　　　　建设单位负责人(签名)：
年　月　日　　　　年　月　日</td></tr>
<tr><td colspan="6">预评价报告内审专家组名单</td></tr>
<tr><td>姓名</td><td>单位</td><td>职务/职称</td><td>分工</td><td>证书编号</td><td>签名</td></tr>
<tr><td></td><td></td><td></td><td></td><td></td><td></td></tr>
<tr><td></td><td></td><td></td><td></td><td></td><td></td></tr>
<tr><td></td><td></td><td></td><td></td><td></td><td></td></tr>
<tr><td></td><td></td><td></td><td></td><td></td><td></td></tr>
<tr><td></td><td></td><td></td><td></td><td></td><td></td></tr>
<tr><td></td><td></td><td></td><td></td><td></td><td></td></tr>
</table>

表 A.8　军工建设项目职业病预评价报告内审专家个人意见

<table>
<tr><td>建设项目名称</td><td colspan="3"></td></tr>
<tr><td>专家姓名</td><td></td><td>专家组角色</td><td>□组长　□组员</td></tr>
<tr><td colspan="4">专家个人意见如下：

专家签字：
年　　月　　日</td></tr>
</table>

六、军工建设项目职业病危害预评价备案申请表

军工建设项目职业病危害预评价备案申请所需相关表格见表 A.9 ~ 表 A.14。

表 A.9　军工建设项目职业病危害预评价备案申请表

<table>
<tr><td>项目名称</td><td colspan="3"></td></tr>
<tr><td>建设地址</td><td colspan="3"></td></tr>
<tr><td>总投资(万元)</td><td></td><td>职业病防护设施投资(万元)</td><td></td></tr>
<tr><td>法定代表人</td><td></td><td>项目负责人</td><td></td></tr>
<tr><td>联系人</td><td></td><td>联系电话</td><td></td></tr>
<tr><td>建设单位地址</td><td></td><td>邮政编码</td><td></td></tr>
<tr><td>预评价报告编制机构</td><td></td><td>报告编制时间</td><td></td></tr>
<tr><td>职业病危害风险类别</td><td colspan="3">□一般　□较重　□严重</td></tr>
<tr><td>预评价报告内审时间</td><td colspan="3"></td></tr>
<tr><td colspan="4">主要建设内容:</td></tr>
</table>

表 A.10　预评价报告主要内容登记表(Ⅰ)

职业卫生技术服务机构名称:(盖章)

总体布局的符合性分析与评价:
工艺设备布局的符合性分析与评价:

表 A.11　预评价报告主要内容登记表(Ⅱ)

职业卫生技术服务机构名称:(盖章)

序号	评价单元	产生职业病危害因素的设备设施/工作地点	接触岗位/工种	主要职业病危害因素	接触人数	接触方式	接触时间	工程防护措施		预期接触水平
								拟采用的措施	建议补充措施	

注:1. 工程防护措施是指项目建设内容中拟新增的预防、控制、消除职业病危害的设施设备。

2. 预期接触水平是指在采取了工程防护措施之后,职业病危害的预期接触浓度和强度是否符合职业接触限值。

表 A. 12　预评价报告内审专家组名单

项目名称：　　　　　　　　　　　　时间：

序号	姓名	单位	职称职务	分工	培训证书号	签字
						（组长）

注:1. 分工是包括工程技术、职业卫生等。

2. 培训证书号是指国防科工局颁发的职业卫生评审专家培训证书编号,对国家安全监管总局职业卫生专家库的专家应填写“国家库专家”。

表 A.13　职业卫生评审专家评议表

项目名称：　　　　　　　　　　　　　　　　　　时间：

序号	姓名	评审表现	综合评议	备注
		□1　□2　□3　□4	□好　□一般　□差	评审表现具体标准： 1. 具有较强的职业病危害识别能力和检测分析能力，提出了具有针对性的意见和建议； 2. 具有较强的工程经验，对职业病防护设备设施的配置、选型和布局等建设内容提出了具体、合理、可行的意见； 3. 提出其他重要、可行的整改建议，符合建设单位特点，对建设单位有直接帮助； 4. 不发表意见，仅提附和性意见，或没有结合建设单位实际，建议过于宽泛，没有针对性
		□1　□2　□3　□4	□好　□一般　□差	
		□1　□2　□3　□4	□好　□一般　□差	
		□1　□2　□3　□4	□好　□一般　□差	
		□1　□2　□3　□4	□好　□一般　□差	
		□1　□2　□3　□4	□好　□一般　□差	

注：该表由评审组织单位现场负责人与专家组组长商议后填写，在□上打√。

表 A.14　军工建设项目职业病危害预评价备案申请所需材料

<table>
<tr><td>相关材料：
□ 1. 建设项目立项批复文件　(1 份)
□ 2. 建设项目职业病危害预评价报告　(1 份)
□ 3. 预评价报告的专家组内审意见和专家个人意见　(1 份)
□ 4. 对预评价报告专家组内审意见和专家个人意见的修改说明　(1 份)
□ 5. 职业卫生技术服务机构资质证明(影印件)　(1 份)
□ 6. 职业病危害预评价报告法律责任承诺书　(1 份)
□ 7. 职业卫生技术服务机构与建设单位签订的保密承诺书　(1 份)
□ 8. 其他相关材料　(1 份)</td></tr>
<tr><td>建设单位意见：

主要负责人(签名)：
(单位公章)
年　　月　　日</td></tr>
</table>

注:1. 对预评价报告内审意见和专家个人意见的修改说明应由专家组组长签字。

2. 主要负责人应为建设单位法人代表、项目或职业卫生分管领导。

七、军工建设项目职业病预评价抽审情况报告

军工建设项目职业病预评价抽审情况报告见表 A. 15。

军工建设项目职业病预评价报告抽审专家个人意见表见表 A. 16。

表 A. 15　军工建设项目职业病预评价抽审情况报告

<table>
<tr><td colspan="2">项目名称</td><td colspan="4"></td></tr>
<tr><td colspan="2">建设地址</td><td colspan="4"></td></tr>
<tr><td colspan="2">建设单位</td><td colspan="4"></td></tr>
<tr><td colspan="2">报告编制时间</td><td></td><td colspan="2">报告内审时间</td><td></td></tr>
<tr><td colspan="2">职业病危害风险类别</td><td colspan="4">□一般　□较重　□严重</td></tr>
<tr><td colspan="2">预评价报告编制机构</td><td colspan="4"></td></tr>
<tr><td colspan="6">抽审意见报告应包含以下内容：
1. 描述抽审总体组织情况；
2. 抽审总体意见；
3. 修改意见；
4. 抽审结论

抽审组织单位(签名)：　　　　　　　　建设单位负责人(签名)：

年　月　日　　　　　　　　　　　　年　月　日</td></tr>
<tr><td colspan="6">预评价报告抽审专家组名单</td></tr>
<tr><td>姓名</td><td>单位</td><td>职务/职称</td><td>分工</td><td>证书编号</td><td>签名</td></tr>
<tr><td></td><td></td><td></td><td></td><td></td><td></td></tr>
<tr><td></td><td></td><td></td><td></td><td></td><td></td></tr>
<tr><td></td><td></td><td></td><td></td><td></td><td></td></tr>
<tr><td></td><td></td><td></td><td></td><td></td><td></td></tr>
</table>

表 A.16　军工建设项目职业病预评价报告抽审专家个人意见

<table>
<tr><td>项目名称</td><td colspan="3"></td></tr>
<tr><td>专家姓名</td><td></td><td>专家组角色</td><td>□组长　□组员</td></tr>
<tr><td colspan="4">专家个人意见如下：

专家签字：
年　　月　　日</td></tr>
</table>

八、军工建设项目职业病防护设施设计阶段审查要求

在军工建设项目职业病防护设施设计阶段，对职业病危害设计专篇质量审查过程中，需要明确以下内容：

1. 是否采纳并落实项目可行性研究报告和职业病危害预评价报告提出的关于职业病防护的措施和建议，未采纳或部分采纳的，应予以说明；

2. 对可能产生的职业病危害及其所涉及工作场所、工艺、设备、原辅材料、中间产品、副产品、产品、废弃物以及劳动定员等情况的描述是否准确；

3. 对存在放射性和高毒物质、高危粉尘等作业的工作场所的职业病防护设施设计是否合理；

4. 总体布局和工艺设备布局是否合理；

5. 采用了哪些新工艺，替代物料，密闭、隔离或自动化设备，以及远距离操作装置、通风设施等用于预防、控制、消除职业病危害的工程措施和技术措施，其选型、技术参数、数量、分布是否合理，能否满足相应职业卫生标准规范要求，是否选用了国家明令禁止的可能产生职业病危害的设备；

6. 个体防护用品、建筑卫生学、辅助用室的设计是否符合相关职业卫生标准规范；

7. 对可能产生急性职业病危害事故的工作场所，其应急救援设施设备的设计是否合理；

8. 职业病防护设施设计是否能达到预期防护效果；

9. 职业病防护设施的投资概算能否满足要求。

九、军工建设项目职业病防护设施设计内审意见报告

军工建设项目职业病防护设施设计内审意见报告见表 A.17。

军工建设项目职业病防护设施设计内审专家个人意见表见表 A.18。

表 A.17　军工建设项目职业病防护设施设计内审意见报告

<table>
<tr><td colspan="2">项目名称</td><td colspan="4"></td></tr>
<tr><td colspan="2">建设地址</td><td colspan="4"></td></tr>
<tr><td colspan="2">建设单位</td><td colspan="4"></td></tr>
<tr><td colspan="2">设计专篇编制时间</td><td></td><td colspan="2">设计专篇内审时间</td><td></td></tr>
<tr><td colspan="2">职业病危害风险类别</td><td colspan="4">□一般　□较重　□严重</td></tr>
<tr><td colspan="2">设计专篇编制机构</td><td colspan="4"></td></tr>
<tr><td colspan="6">内审专家组意见：
(具体内容由内审专家填写)

内审专家组组长(签名)：　　　　　　建设单位负责人(签名)：
年　月　日　　　　　　年　月　日</td></tr>
<tr><td colspan="6">职业病防护设施设计内审专家组成员</td></tr>
<tr><td>姓名</td><td>单位</td><td>职务/职称</td><td>分工</td><td>证书编号</td><td>签名</td></tr>
<tr><td></td><td></td><td></td><td></td><td></td><td></td></tr>
<tr><td></td><td></td><td></td><td></td><td></td><td></td></tr>
<tr><td></td><td></td><td></td><td></td><td></td><td></td></tr>
<tr><td></td><td></td><td></td><td></td><td></td><td></td></tr>
<tr><td></td><td></td><td></td><td></td><td></td><td></td></tr>
</table>

表 A.18　军工建设项目职业病防护设施设计内审专家个人意见

建设项目名称			
专家姓名		专家组角色	□组长　□组员
专家个人意见如下：			

专家签字：

年　　月　　日

十、军工建设项目职业病防护设施设计备案申请表

军工建设项目职业病防护设施设计备案申请阶段所需相关表格见表 A.19 ~ 表 A.24。

表 A.19　军工建设项目职业病防护设施设计备案申请表

<table>
<tr><td>项目名称</td><td colspan="3"></td></tr>
<tr><td>建设地址</td><td colspan="3"></td></tr>
<tr><td>总投资(万元)</td><td></td><td>职业病防护设施
投资(万元)</td><td></td></tr>
<tr><td>法定代表人</td><td></td><td>项目负责人</td><td></td></tr>
<tr><td>联系人</td><td></td><td>联系电话</td><td></td></tr>
<tr><td>建设单位地址</td><td></td><td>邮政编码</td><td></td></tr>
<tr><td>设计单位</td><td colspan="3"></td></tr>
<tr><td>职业病防护设施
设计专篇内审时间</td><td></td><td>职业病预评价报告
备案时间及文号</td><td></td></tr>
<tr><td colspan="4">主要建设内容：</td></tr>
</table>

表 A.20 防护设施设计主要内容登记表(Ⅰ)

职业病防护设施设计单位:(盖章)

可能产生的职业病危害因素种类及其涉及的工作场所、工艺、岗位等情况的概述:
总体布局、工艺设备布局、建筑卫生学等情况的概述:

表 A.21　防护设施设计主要内容登记表(Ⅱ)

职业病防护设施设计单位:(盖章)

序号	厂房/设施/生产线/主要设备	职业病危害因素	工程防护设施	技术参数	数量

注:1. 厂房/设施/生产线/设备指项目涉及职业病危害因素的主要场所、地点以及相关的生产线和主要设备。

2. 工程防护设施是指项目建设内容中拟新增的预防、控制、消除职业病危害的设施设备。

表 A.22　防护设施设计内审专家组名单

项目名称：　　　　　　　　　　　　　　　　时间：

序号	姓名	单位	职称职务	分工	培训证书号	签字
						（组长）

注：1. 分工包括工程技术、职业卫生等。

2. 培训证书号是指国防科工局颁发的职业卫生评审专家培训证书编号，对国家安全监管总局职业卫生专家库的专家应填写“国家库专家”。

表 A.23　职业卫生评审专家评议表

项目名称：　　　　　　　　　　　　时间：

<table>
<tr><th>序号</th><th>姓名</th><th>评审表现</th><th>综合评议</th><th>备注</th></tr>
<tr><td></td><td></td><td>□1　□2　□3　□4</td><td>□好　□一般　□差</td><td rowspan="6">评审表现具体标准：
1. 具有较强的职业病危害识别能力和检测分析能力，提出了具有针对性的意见和建议；
2. 具有较强的工程经验，对职业病防护设备设施的配置、选型和布局等建设内容提出了具体、合理、可行的意见；
3. 提出其他重要、可行的整改建议，符合建设单位特点，对建设单位有直接帮助；
4. 不发表意见，仅提附和性意见，或没有结合建设单位实际，建议过于宽泛，没有针对性</td></tr>
<tr><td></td><td></td><td>□1　□2　□3　□4</td><td>□好　□一般　□差</td></tr>
<tr><td></td><td></td><td>□1　□2　□3　□4</td><td>□好　□一般　□差</td></tr>
<tr><td></td><td></td><td>□1　□2　□3　□4</td><td>□好　□一般　□差</td></tr>
<tr><td></td><td></td><td>□1　□2　□3　□4</td><td>□好　□一般　□差</td></tr>
<tr><td></td><td></td><td>□1　□2　□3　□4</td><td>□好　□一般　□差</td></tr>
</table>

注：该表由评审组织单位现场负责人与专家组组长商议后填写，在□上打√。

表 A.24　军工建设项目职业病防护设施设计备案申请所需提供材料

<table>
<tr><td>相关材料：
□ 1. 建设项目职业病防护设施设计专篇　　(1 份)
□ 2. 职业病防护设施设计专篇的专家组内审意见和专家个人意见　　(1 份)
□ 3. 对专家组内审意见和专家个人意见的修改说明　　(1 份)
□ 4. 建设项目职业病防护设施设计单位资质(影印件)　　(1 份)
□ 5. 职业病防护设施设计专篇法律责任承诺书　　(1 份)
□ 6. 建设项目立项批复文件　　(1 份)
□ 7. 建设项目职业病危害预评价报告备案通知书　　(1 份)
□ 8. 职业病防护设施设计单位与建设单位签订的保密承诺书　　(1 份)
□ 9. 其他相关材料　　(1 份)</td></tr>
<tr><td>建设单位意见：

主要负责人(签名)：
(单位公章)
年　　月　　日</td></tr>
</table>

注：1. 对防护设施设计专篇内审意见和专家个人意见的修改说明应由专家组组长签字。

2. 主要负责人应为建设单位法人代表、项目或职业卫生分管领导。

十一、军工建设项目职业病防护设施设计抽审情况报告

军工建设项目职业病防护设施设计抽审情况报告见表 A. 25。

军工建设项目职业病防护设施设计抽审专家个人意见表见表 A. 26。

表 A. 25　军工建设项目职业病防护设施设计抽审情况报告

<table>
<tr><td colspan="2">项目名称</td><td colspan="5"></td></tr>
<tr><td colspan="2">建设地址</td><td colspan="5"></td></tr>
<tr><td colspan="2">建设单位</td><td colspan="5"></td></tr>
<tr><td colspan="2">设计专篇编制时间</td><td colspan="2"></td><td colspan="2">设计专篇内审时间</td><td></td></tr>
<tr><td colspan="2">职业病危害风险类别</td><td colspan="5">□一般　□较重　□严重</td></tr>
<tr><td colspan="2">设计专篇编制机构</td><td colspan="5"></td></tr>
<tr><td colspan="7">抽审意见报告应包含以下内容：
1. 描述抽审总体组织情况；
2. 抽审总体意见；
3. 修改意见；
4. 抽审结论

抽审组织单位(签名)：　　　　建设单位负责人(签名)：

年　月　日　　　　年　月　日</td></tr>
<tr><td colspan="7">职业病防护设施设计抽审专家组成员</td></tr>
<tr><td>姓名</td><td>单位</td><td>职务/职称</td><td>分工</td><td>证书编号</td><td colspan="2">签名</td></tr>
<tr><td></td><td></td><td></td><td></td><td></td><td colspan="2"></td></tr>
<tr><td></td><td></td><td></td><td></td><td></td><td colspan="2"></td></tr>
<tr><td></td><td></td><td></td><td></td><td></td><td colspan="2"></td></tr>
<tr><td></td><td></td><td></td><td></td><td></td><td colspan="2"></td></tr>
</table>

表 A.26　军工建设项目职业病防护设施设计抽审专家个人意见

<table>
<tr><td>建设项目名称</td><td colspan="3"></td></tr>
<tr><td>专家姓名</td><td></td><td>专家组角色</td><td>□组长　□组员</td></tr>
<tr><td colspan="4">专家个人意见如下：

签字：
年　月　日</td></tr>
</table>

十二、军工建设项目职业病防护设施验收阶段审查要求

(一)职业病危害控制效果评价报告审查要点

(1)职业卫生技术服务机构是否在《军工建设项目职业卫生"三同时"技术服务机构备案名录》之内。

(2)职业病危害控制效果评价报告内容是否符合《建设项目职业病危害控制效果评价报告编制要求》等标准规范。

(3)评价范围是否全面准确,评价单元划分是否合理。

评价范围是否与项目批复(主要依据为初设批复、可研代初设批复)相符,是否漏评或超评。是否存在放射性、高毒物质、高危粉尘,如果存在放射,则还需审查机构资质是否包括放射评价能力。

(4)职业病防护设施设计专篇的设计内容是否全部采纳和执行,未采纳或部分采纳的,应予以说明。

报告中应有对专篇的响应情况进行描述。

(5)对产生职业病危害因素的工作场所、工艺、设备、原辅材料、中间产品、副产品、产品、废弃物以及劳动定员等情况的描述是否完整准确,是否与建设单位提供的技术资料以及现场实际情况相符。

①报告对项目的工程分析中,是否将工作场所、工艺、设备等描述清楚并将其中存在或产生职业病危害因素的场所位置、工艺点、人员作业方式及接触方式描述清楚。

②劳动定员应包括岗位、所在车间、每班人数、班制、总人数等内容。

③对原辅料、中间产品或产品的描述应包括名称、物理形态、运输量、运输浓度、使用浓度、包装、运输方式、人员接触方式的描述。

④建设单位提供的技术资料包括厂区总平面图、车间平面图、设备布置图、设备清单、原辅料中文说明书、职业病防护设施清单及中文说明书、应急准备与响应文件、职业健康体检记录、职业卫生管理文件等。

(6)生产工艺、生产环境和劳动过程中存在的职业病危害因素的种类、来源和分部及接触情况是否准确,现场调查是否充分;

职业病危害因素分析应从岗位角度进行分析确定,应包括岗位、车间、接触人数、接触方式、类别(即职业病危害因素名称)等;应对危害因素的来源从工艺原理、岗位操作进行分析确定。

（7）对职业病危害因素的检测是否符合法规标准，结果是否客观真实；

检测机构是否经过计量认证，对检测点的描述是否准备，检测方法是否符合标准，检测报告格式是否规范，所检测的职业病危害因素是否全面。如存在放射性职业病危害因素，则须看技术服务机构是否具备放射甲级评价资质和放射检测计量认证资质。

（8）是否存在放射性和高毒物质、高危粉尘等作业并落实职业病防护设施；

如存在放射性职业病危害因素，则技术服务机构须具备放射甲级评价资质和放射检测计量认证资质。

（9）职业病防护设施是否运行正常；通过技术服务机构报告检测报告、职业健康体检报告、设计单位或厂家质检文件等合格证明文件说明。

（10）个体防护用品、建筑卫生学、辅助用室是否合理有效；个体防护用品的合格证明；机构服务机构检测报告。

（11）对可能发生急性职业病危害事故的工作场所，其应急救援设施设备是否合理有效；应急演习记录；设施设备的合格证明材料、维护保养记录。

（12）结论是否提出关键岗位及关键控制点，职业病防护设施是否合理有效，提出的整改建议是否有针对性和可行性。

（13）建设单位自验收提出的问题整改落实情况（该条由项目组织单位审查）；自验收记录。

（14）其他需要审查的内容。

（二）职业病防护设施自验收和竣工验收现场检查要点

（1）总体布局、工艺设备布局、建筑卫生学、辅助用室等是否符合相关职业卫生标准规范。

（2）新增新建职业病防护设施设备的现场点检情况，需要试运行的，是否运行正常。

（3）项目涉及的职业病危害工作场所是否有中文说明书和警示标志，是否设置职业病危害严重作业岗位告知卡，涉及放射性和高毒物质、高危粉尘等作业的，是否设置作业区域警示标识。

（4）建设单位是否设立了职业卫生管理机构，配备了职业卫生管理人员，并建立了职业卫生管理制度及管理档案。

（5）新增职业病防护设施设备是否台账齐全，并纳入建设单位生产设施设备日常管理渠道。

(6)建设单位是否按照有关标准为项目涉及的职业病危害接触人员配备了合理有效的个体防护用品,劳动者能否正确佩戴和使用。

(7)项目涉及的职业病危害接触人员是否经过了培训。

(8)建设单位是否按照职业卫生标准规范要求,为项目涉及的职业病危害接触人员进行了职业健康检查,是否建立健全职业健康监护档案。

(9)对可能发生急性职业病危害事故的工作场所,应急救援设施设备是否合理有效,是否在醒目位置配备现场急救用品、设置警示标识和中文警示说明,并在醒目位置公布职业病危害事故应急救援措施,应急救援管理是否符合要求。

(10)建设单位是否按照职业病防护设施自验收专家组意见及修改后的项目职业病危害控制效果评价报告进行整改(该条由项目组织单位组织现场检查)。

(11)其他需要检查的内容。

十三、军工建设项目职业病控制效果评价报告内审意见

军工建设项目职业病控制效果评价报告内审意见见表 A. 27。

军工建设项目职业病控制效果评价报告内审专家个人意见表见表 A. 28。

表 A. 27　军工建设项目职业病控制效果评价报告内审意见

<table>
<tr><td>项目名称</td><td colspan="5"></td></tr>
<tr><td>建设地址</td><td colspan="5"></td></tr>
<tr><td>建设单位</td><td colspan="5"></td></tr>
<tr><td>控评报告编制时间</td><td colspan="2"></td><td colspan="2">控评报告内审时间</td><td></td></tr>
<tr><td>职业病危害风险类别</td><td colspan="5">□一般　□较重　□严重</td></tr>
<tr><td>控评报告编制机构</td><td colspan="5"></td></tr>
<tr><td colspan="6">内审专家组意见：
(具体内容由内审专家填写)

内审专家组长(签名)：　　　　　　　　建设单位负责人(签名)：

年　月　日　　　　　　　　　　　　年　月　日</td></tr>
<tr><td colspan="6">内审专家组成员</td></tr>
<tr><td>姓名</td><td>单位</td><td>职务/职称</td><td>分工</td><td>证书编号</td><td>签名</td></tr>
<tr><td></td><td></td><td></td><td></td><td></td><td></td></tr>
<tr><td></td><td></td><td></td><td></td><td></td><td></td></tr>
<tr><td></td><td></td><td></td><td></td><td></td><td></td></tr>
<tr><td></td><td></td><td></td><td></td><td></td><td></td></tr>
<tr><td></td><td></td><td></td><td></td><td></td><td></td></tr>
</table>

表 A.28　军工建设项目职业病控制效果评价报告内审专家个人意见

<table>
<tr><td>建设项目名称</td><td colspan="3"></td></tr>
<tr><td>专家姓名</td><td></td><td>专家组角色</td><td>□组长　□组员</td></tr>
<tr><td colspan="4">专家个人意见如下：

专家个人签字：
年　月　日</td></tr>
</table>

十四、军工建设项目职业病防护设施竣工自验收报告

军工建设项目职业病防护设施竣工自验收报告见表 A.29。

表 A.29　军工建设项目职业病防护设施竣工自验收报告

<table>
<tr><td>项目名称</td><td colspan="3"></td></tr>
<tr><td>建设地址</td><td colspan="3"></td></tr>
<tr><td>建设单位</td><td colspan="3"></td></tr>
<tr><td>总投资(万元)</td><td></td><td>职业病防护设施
投资(万元)</td><td></td></tr>
<tr><td>联系人</td><td></td><td>联系电话</td><td></td></tr>
<tr><td>职业病危害风险类别</td><td colspan="3">□一般　□较重　□严重</td></tr>
<tr><td colspan="4">竣工自验收报告应包含以下内容:
(1)基本情况。包括自验收会议时间、地点、组织者、参加人员、专家组成及成员能力介绍、自验收过程、专家审查结论等。
(2)真实性、合法性、有效性负责内容。包括:
1)对专家组成及成员能力认定;
2)对自验收过程和专家验收结论的认定意见;
3)对现场整改情况的认定意见(若职业卫生专家提出整改建议);
4)对施工单位资质、施工人员能力、职业病防护设施施工及施工过程中职业病防治总结报告的认定意见;
5)对工程监理单位资质、监理人员能力、职业病防护设施工程监理及施工过程职业病防治监理总结报告的认定意见;
6)明确保证在整个项目的生命周期内采取措施保持职业病防护设施、职业卫生管理制度的有效性,在任何时间都保证劳动者所接触的职业病危害因素浓度(强度)符合国家有关法律、法规和标准的要求

建设单位负责人(签名):
(建设单位公章)
年　　月　　日</td></tr>
</table>

十五、军工建设项目职业病防护设施竣工验收(备案)申请表

军工建设项目职业病防护设施竣工验收(备案)申请阶段所需相关表格见表 A.30 ~ 表 A.35。

表 A.30　军工建设项目职业病防护设施竣工验收(备案)申请表

<table>
<tr><td>项目名称</td><td colspan="3"></td></tr>
<tr><td>建设地址</td><td colspan="3"></td></tr>
<tr><td>实际完成投资总额(万元)</td><td></td><td>职业病防护设施投资(万元)</td><td></td></tr>
<tr><td>法定代表人</td><td></td><td>项目负责人</td><td></td></tr>
<tr><td>联系人</td><td></td><td>联系电话</td><td></td></tr>
<tr><td>建设单位地址</td><td></td><td>邮政编码</td><td></td></tr>
<tr><td>职业病危害风险类别</td><td colspan="3">□一般　□较重　□严重</td></tr>
<tr><td>控制效果评价报告编制机构</td><td colspan="3"></td></tr>
<tr><td>预评价报告备案时间及文号</td><td colspan="3"></td></tr>
<tr><td>职业病防护设施设计专篇时间及文号</td><td colspan="3">(职业病危害严重类)</td></tr>
<tr><td>自验收时间</td><td colspan="3"></td></tr>
<tr><td colspan="4">主要建设内容:</td></tr>
</table>

表 A.31　控制效果评价报告主要内容登记表(Ⅰ)

职业卫生技术服务机构名称:(盖章)

职业病防护设施设计内容落实情况及点检情况说明:
职业病防护设施设备运行情况:

表 A.32　控制效果评价报告主要内容登记表(Ⅱ)

职业卫生技术服务机构名称:(盖章)

序号	厂房/设施/生产线/设备	接触岗位/工种	主要职业病危害因素	接触人数	工程防护设施		效果评价			备注
					工程防护设施设计内容	点检情况	接触限值	实际检测值(范围)	判定	

注:1. 厂房/设施/生产线/设备指项目涉及职业病危害因素的主要场所、地点以及相关的生产线和主要设备。

2. 工程防护设施是指项目建设内容中拟新增的预防、控制、消除职业病危害的设施设备。

表 A.33 控制效果评价报告内审和自验收专家组名单

项目名称： 时间：

序号	姓名	单位	职称职务	分工	培训证书号	签字
						（组长）

注：1. 分工包括工程技术、职业卫生等。

2. 培训证书号是指国防科工局颁发的职业卫生评审专家培训证书编号，对国家安全监管总局职业卫生专家库的专家应填写“国家库专家”。

表 A. 34　职业卫生评审专家评议表

项目名称：　　　　　　　　　　　　　　　　时间：

<table>
<tr><th>序号</th><th>姓名</th><th>评审表现</th><th>综合评议</th><th>备注</th></tr>
<tr><td></td><td></td><td>□1　□2　□3　□4</td><td>□好　□一般　□差</td><td rowspan="6">评审表现具体标准：
1. 具有较强的职业病危害识别能力和检测分析能力，提出了具有针对性的意见和建议；
2. 具有较强的工程经验，对职业病防护设备设施的配置、选型和布局等建设内容提出了具体、合理、可行的意见；
3. 提出其他重要、可行的整改建议，符合建设单位特点，对建设单位有直接帮助；
4. 不发表意见，仅提附和性意见，或没有结合建设单位实际，建议过于宽泛，没有针对性</td></tr>
<tr><td></td><td></td><td>□1　□2　□3　□4</td><td>□好　□一般　□差</td></tr>
<tr><td></td><td></td><td>□1　□2　□3　□4</td><td>□好　□一般　□差</td></tr>
<tr><td></td><td></td><td>□1　□2　□3　□4</td><td>□好　□一般　□差</td></tr>
<tr><td></td><td></td><td>□1　□2　□3　□4</td><td>□好　□一般　□差</td></tr>
<tr><td></td><td></td><td>□1　□2　□3　□4</td><td>□好　□一般　□差</td></tr>
</table>

注：该表由评审组织单位现场负责人与专家组组长商议后填写，在□上打√。

表 A.35　军工建设项目职业病防护设施竣工验收(备案)申请阶段所需材料

<table>
<tr><td>相关材料:
□ 1. 建设项目职业病控制效果评价报告　(1 份)
□ 2. 建设单位职业病防护设施自验收总结　(1 份)
□ 3. 控制效果评价报告的专家组内审意见和专家个人意见　(1 份)
□ 4. 建设项目新增新建职业病防护设施设备的现场点检表　(1 份)
□ 5. 职业病防护设施自验收意见　(1 份)
□ 6. 对控制效果评价报告专家组内审意见和专家个人意见的修改说明　(1 份)
□ 7. 建设单位对职业病防护设施自验收的整改报告　(1 份)
□ 8. 职业卫生技术服务机构资质证明(影印件)　(1 份)
□ 9. 职业病危害控制效果评价报告法律责任承诺书　(1 份)
□ 10. 建设项目职业病防护设施施工单位和监理单位资质证明(影印件)　(1 份)
□ 11. 职业病防护设施施工过程法律责任承诺书　(1 份)
□ 12. 施工单位职业病防治工作总结　(1 份)
□ 13. 职业病防护设施施工监理过程法律责任承诺书　(1 份)
□ 14. 监理单位监理工作总结　(1 份)
□ 15. 建设单位职业病危害防治法律责任承诺书　(1 份)
□ 16. 控制效果评价报告编制单位与建设单位签订的保密承诺书　(1 份)
□ 17. 建设项目立项批复文件(复印件)　(1 份)
□ 18. 建设项目职业病危害预评价报告备案通知书(复印件)　(1 份)
□ 19. 建设项目职业病防护设施设计专篇备案通知书(复印件)　(1 份)
□ 20. 其他相关材料　(1 份)</td></tr>
<tr><td>建设单位意见:

主要负责人(签名):
(单位公章)
年　月　日</td></tr>
</table>

注:1. 对防护设施控制效果评价报告内审意见和专家个人意见的修改说明应由专家组组长签字。

2. 主要负责人应为建设单位法人代表、项目或职业卫生分管领导。

十六、验收会议议程

1. 首次会

首次会由安全评审中心主持,主要议程如下:

(1)安全评审中心介绍参会领导和专家;

(2)建设单位介绍本单位及评价机构参会人员;

(3)建设单位致欢迎词;

(4)参会领导讲话;

(5)委托竣工验收专家组组长组织验收工作。

2. 现场验收

现场验收由竣工验收专家组组长主持进行,主要议程如下:

(1)由建设单位汇报项目建设基本情况(PPT 形式);

(2)由评价机构汇报控制效果评价报告主要内容(PPT 形式);

(3)专家质疑提问;

(4)现场评审报告,并赴现场进行验收检查。

3. 末次会

末次会由安全评审中心主持,末次议程如下:

(1)对专家组辛勤工作、并对建设单位全力配合致谢;

(2)专家分别汇报验收时发现的问题;

(3)专家组组长汇报现场验收结论;

(4)安全评审中心明确后续整改及最终备案要求;

(5)参会领导讲话(讲话依次顺序是国家科工局领导、省工办领导、建设单位领导)。

十七、竣工验收签到表

竣工验收各级签到表见表 A.36 ~ 表 A.38。

表 A.36　竣工验收签到表(专家组)

年　　月　　日　　　　　　　　地点:

专家组成员			
姓名	专业	工作单位	联系电话
	组长		

表 A.37　竣工验收签到表(上级参会领导)

年　　月　　日　　　　　　　　地点:

上级参会领导			
姓名	单位	职务	联系电话

表 A.38 竣工验收签到表(建设单位参会人员)

年　　月　　日　　　　　　　　地点:

建设单位参会人员			
姓名	单位	职务	联系电话

十八、中国船舶重工集团公司安全评审中心验收专家安全保密承诺书

(一)中国船舶重工集团公司安全评审中心验收专家安全保密承诺书

我了解有关保密法规制度,知悉应当承担的保密义务和法律责任。本人郑重承诺:

一、认真遵守国家保密法律、法规和上级主管部门及评审中心、被申请单位的保密规章制度,履行保密义务;

二、不提供虚假个人信息,自愿接受保密审查;

三、不收集、记录、存储、复制国家秘密信息,不留存国家涉密载体,不擅自使用涉密设备;

四、未经单位审查批准,不擅自进入要害部门、部位;

五、现场验收结束后,相关资料要如数交还评审中心存档备案,不得私自留存与评审活动有关的任何资料;

六、不向外披露评审中心及被申请验收单位的涉密和内部信息;

七、遵守被申请验收单位安全保密规定,知悉被服务场所相关所有安全隐患和规避方法,不在工作期间饮酒或做出有害身体健康事宜,身体不适时立即向评审中心报告;

八、已知悉、掌握评审中心安全保密教育要点,并知行合一;

九、违反上述承诺,自愿承担法律后果。

承诺人签名:

年　　月　　日

(二)中国船舶重工集团公司安全评审中心安全保密教育提醒记录表

中国船舶重工集团公司安全评审中心安全保密教育提醒记录表见表 A.39。

表 A.39 中国船舶重工集团公司安全评审中心安全保密教育提醒记录表

<table>
<tr><td>专家姓名</td><td></td></tr>
<tr><td>所在单位</td><td></td></tr>
<tr><td>服务时间</td><td></td></tr>
<tr><td>前往单位或部门</td><td></td></tr>
<tr><td colspan="2">现场审查前安全保密教育谈话内容:
1. 严格遵守评审中心、被申请验收单位保密规定及各项保密规章制度;
2. 在文件审查和现场验收审查时,不得泄露被申请验收单位的国家秘密和商业秘密,不该说的绝对不说,不该看的绝对不看,现场服务时查阅的资料应及时退回单位,不得私自留存和销毁;
3. 不得私自留存现场验收工作中的涉密文件材料;
4. 现场验收结束后交回验收审查过程所发的所有文件资料,不得私自留存与验收审查活动有关的任何资料;
5. 本次验收审查内容不得外泄,不得用于其他交流活动;
6. 注意辨识并规避工作场所相关危险因素,不在工作期间饮酒或做出有害身体健康事宜,如有违反本人承担一切后果</td></tr>
<tr><td>安全保密教育提醒时间</td><td></td></tr>
<tr><td>验收专家签字</td><td></td></tr>
<tr><td>安全评审中心签字</td><td></td></tr>
</table>

十九、军工建设项目职业病防护设施竣工验收报告

军工建设项目职业病防护设施竣工验收报告见表 A.40。

表 A.40　军工建设项目职业病防护设施竣工验收报告

<table>
<tr><td>项目名称</td><td colspan="3"></td></tr>
<tr><td>建设地址</td><td colspan="3"></td></tr>
<tr><td>建设单位</td><td colspan="3"></td></tr>
<tr><td>职业病危害风险类别</td><td colspan="3">□一般　□较重　□严重</td></tr>
<tr><td>验收组织单位</td><td colspan="3"></td></tr>
<tr><td>联系人</td><td></td><td>联系电话</td><td></td></tr>
<tr><td colspan="4">竣工验收专家组意见：
(具体由验收专家填写)

验收专家组组长(签名)：　　　　　　　　建设单位负责人(签名)：

年　月　日　　　　　　　　　　　　　　年　月　日</td></tr>
<tr><td colspan="4">专家组成员</td></tr>
</table>

姓名	单位	职务/职称	分工	证书编号	签名

二十、军工建设项目职业病防护设施竣工验收专家个人意见

军工建设项目职业病防护设施竣工验收专家个人意见见表 A.41。

表 A.41　军工建设项目职业病防护设施竣工验收专家个人意见

<table>
<tr><td>建设项目名称</td><td colspan="3"></td></tr>
<tr><td>专家姓名</td><td></td><td>专家组角色</td><td>□组长　□组员</td></tr>
<tr><td colspan="4">专家个人意见如下：

专家签字：
年　　月　　日</td></tr>
</table>

二十一、职业卫生评审专家评议表

职业卫生评审专家评议表见表 A. 42。

表 A. 42　职业卫生评审专家评议表

项目名称：　　　　　　　　　　时间：

序号	姓名	评审表现	综合评议	备注
		□1　□2　□3　□4	□好　□一般　□差	评审表现具体标准： 1. 具有较强的职业病危害识别能力和检测分析能力，提出了具有针对性的意见和建议； 2. 具有较强的工程经验，对职业病防护设备设施的配置、选型和布局等建设内容提出了具体、合理、可行的意见； 3. 提出其他重要、可行的整改建议，符合建设单位特点，对建设单位有直接帮助； 4. 不发表意见，仅提附和性意见，或没有结合建设单位实际，建议过于宽泛，没有针对性
		□1　□2　□3　□4	□好　□一般　□差	
		□1　□2　□3　□4	□好　□一般　□差	
		□1　□2　□3　□4	□好　□一般　□差	
		□1　□2　□3　□4	□好　□一般　□差	
		□1　□2　□3　□4	□好　□一般　□差	

注：该表由评审组织单位现场负责人与专家组组长商议后填写，在□上打√。

二十二、建设项目职业病防护设施竣工验收现场检查表

建设项目职业病防护设施竣工验收现场检查表见表 A.43。

表 A.43　建设项目职业病防护设施竣工验收现场检查表

建设单位：　　　　　　　　　　建设项目名称：

项目	主要内容	检查方法	检查结果
1. 责任体系	建立职业病防治责任制度	查阅书面文件的职业病防治责任制度。责任制度应具体包括主要负责人、分管负责人、管理人员以及劳动者等各类人员的职业病防治职责和义务，还应包括职业卫生领导机构、职业卫生管理部门以及用人单位其他相关管理部门在职业卫生管理方面的职责和要求	
2. 规章制度	建立健全职业卫生管理制度	查阅书面文件的职业卫生管理制度。管理制度包括警示与告知制度、申报制度、宣传教育培训制度、防护设施维护检修制度、防护用品管理制度、监测及评价管理制度、职业卫生“三同时”管理制度、职业健康监护及其档案管理制度、职业病危害事故处置与报告制度、应急救援与管理制度、岗位职业卫生操作规程等《工作场所职业卫生监督管理规定》(国家安全监管总局令第 47 号)要求的管理制度	
3. 管理机构	①设置或指定职业卫生管理机构	查阅用人单位相关文件，文件应明确设置或指定职业卫生管理机构或者组织，并检查机构或组织工作开展情况	
	②配备专职或兼职职业卫生管理人员	查阅文件，现场核实。职业病危害严重或劳动者超过 100 人的用人单位应当配备专职的职业卫生管理人员；其他存在职业病危害的用人单位，劳动者在 100 人以下的，应当配备专职或者兼职的职业卫生管理人员	

表 A.43(续 1)

建设单位：　　　　　　　　　　　　建设项目名称：

项目	主要内容	检查方法	检查结果
3. 管理机构	③建立健全职业卫生档案	档案内容应当包括职业病防治责任制文件;职业卫生管理规章制度与操作规程;工作场所职业病危害因素种类清单;岗位分布以及作业人员接触情况等资料;职业病防护设施、应急救援设施基本信息,以及其配置、使用、维护、检修与更换等记录;工作场所职业病危害因素检测、评价报告与记录;职业病防护用品配备、发放、维护与更换等记录;主要负责人、职业卫生管理人员和职业病危害严重工作岗位的劳动者等相关人员职业卫生培训资料;职业病危害事故报告与应急处置记录;劳动者职业健康检查结果汇总资料,存在职业禁忌、职业健康损害或者职业病的劳动者处理和安置情况记录;建设项目职业卫生“三同时”有关技术资料,以及其备案、审核、审查或者验收等有关回执或者批复文件;职业病危害项目申报等有关回执或者批复文件等《工作场所职业卫生监督管理规定》(国家安全监管总局令第 47 号)要求的档案	
4. 前期预防	①建设项目预评价报告经相关安全主管部门审核通过	检查用人单位 2012 年 6 月 1 日后,即《建设项目职业卫生“三同时”监督管理暂行办法》(国家安全监管总局令第 51 号)颁布以来新建、改建、扩建和技术改造、技术引进建设项目(首先查建设项目清单)职业病危害预评价报告及批复	
	②职业病危害严重的建设项目,其防护设施设计经过相关安全主管部门审查	检查用人单位 2012 年 6 月 1 日后,即《建设项目职业卫生“三同时”监督管理暂行办法》(国家安全监管总局令第 51 号)颁布以来新建、改建、扩建和技术改造、技术引进建设项目职业病防护设施设计专篇及有关批复	

表 A.43(续2)

建设单位：　　　　　　　　　　　　　　建设项目名称：

项目	主要内容	检查方法	检查结果
4. 前期预防	③优先采用有利于职业病防治和保护劳动者健康的新技术、新工艺、新设备和新材料	综合评估用人单位的工艺、技术、设备和材料的先进水平(与现阶段国内同类用人单位相比,主要考虑密闭化、机械化、自动化,低毒或无毒原料等因素)	
	④不生产、经营、进口和使用国家明令禁止的可能产生职业病危害的设备和材料	查阅最新国家产业政策文件(国家发改委公布的《产业结构调整指导目录》和工信部相关行业准入条件),并进行核对	
	⑤对有危害的技术、工艺、设备和材料隐瞒其危害而采用	现场核实	
	⑥可能产生职业病危害设备有中文说明书	现场查看有无中文说明书	
	⑦在可能产生职业病危害的设备的醒目位置设置警示标识和中文警示说明	依据《工作场所职业病危害警示标识》(GBZ158)和《高毒物品作业岗位职业病危害告知规范》(GBZ/T203)现场查看主要产生粉尘、有毒物质或放射性的设备,有无警示标识、中文警示说明和告知卡(重点检查存在矽尘、石棉粉尘、高毒和放射性物质危害的设备)	
	⑧使用、生产、经营产生职业病危害的化学品,有中文说明书	现场查看原料包装有没有中文说明书	
	⑨使用放射性同位素和含有放射性物质材料的,有中文说明书	现场检查(《电离辐射防护与辐射源安全基本标准》(GB1887)豁免的放射性同位素除外)	

表 A.43(续3)

建设单位:　　　　　　　　　　　　　　建设项目名称:

项目	主要内容	检查方法	检查结果
4. 前期预防	⑩不得转嫁职业病危害的作业给不具备职业病防护条件的单位和个人	查阅有关用人单位文件和外包合同是否明确职业卫生管理责任,重点检查劳务派遣用工单位(包括施工过程中涉及单位)职业卫生管理状况,是否落实劳动合同告知、职业健康监护与个体防护用品发放等情况	
5. 工作场所管理	①工作场所职业病危害因素的强度或者浓度符合国家职业卫生标准	查阅检测报告(关注检测时工况与气象条件),重点检查矽尘、石棉粉尘、高毒物品和放射性物质浓度或强度达标情况	
	②有害和无害作业分开	现场检查,主要检查接触矽尘、石棉粉尘、高毒物质岗位是否与其他岗位隔离,接触有毒有害岗位与无危害岗位是否隔开;有毒物品和粉尘的发生源是否布置在操作岗位下风侧	
	③工作场所与生活场所分开,工作场所不得住人	现场检查	
	④可能发生急性职业病危害事故的有毒、有害工作场所,设置报警装置	按照《工作场所有毒气体检测报警装置设置规范》(GBZ/T233)要求的设置要求进行现场检查	
	⑤可能发生急性职业病危害事故的有毒、有害工作场所,配置现场急救用品	现场检查(可参考《工业企业设计卫生标准》(GBZ1)附录 A.4,急救箱配置药品应与现场易致中毒物质相匹配,劳动者可及时获取药品)	
	⑥可能发生急性职业损伤的有毒、有害工作场所,配置冲洗设备	在酸、碱作业场所必须配备应急喷淋设备及洗眼器,保证一旦发生事故,劳动者及时获得冲洗	

表 A.43(续4)

建设单位：　　　　建设项目名称：

项目	主要内容	检查方法	检查结果
5. 工作场所管理	⑦放射工作场所配置安全连锁与报警装置	现场检查	
	⑧一般有毒作业场所设置黄色区域警示线、高毒作业场所设置红色区域警示线	现场检查	
	⑨专人负责职业病危害因素日常监测	查阅用人单位监测记录或报告，重点检查粉尘与高毒物品日常监测	
	⑩在醒目位置公布有关职业病防治的规章制度和操作规程	现场检查核实	
	⑪产生严重职业病危害作业岗位，在其醒目位置，设置警示标识和中文警示说明	现场重点检查存在矽尘、石棉粉尘、高毒和放射性物质的岗位	
	⑫签订劳动合同，并在合同中载明可能产生的职业病危害及其后果；并载明职业病防护措施和待遇	抽查劳动合同是否有相关条款进行告知，或者有没有补充合同或专项合同	
	⑬在醒目位置公布职业病危害事故应急救援措施	仅针对可能产生急性中毒工作场所进行现场检查	

表 A.43(续5)

建设单位：　　　　建设项目名称：

项目	主要内容	检查方法	检查结果
5. 工作场所管理	⑭工作场所职业病危害因素检测、评价结果告知	检查通过公告栏、书面通知或其他有效方式告知情况	
	⑮书面告知劳动者职业健康检查结果	查阅资料，现场询问核实	
	⑯对于患职业病或职业禁忌的劳动者企业应告知本人	如存在职业病或职业禁忌，抽查询问	
6. 防护设施	①本建设项目职业病防护设施投资预算落实情况	查阅有关防护设备采购合同等资料，核实职业病防护设施设计专篇中投资预算落实情况	
	②职业病防护设施台帐齐全	现场查阅台帐	
	③职业病防护设施配备齐全	重点检查矽尘、石棉粉尘、高毒或放射性工作场所的设施配备情况	
	④职业病防护设施有效	查阅设施设计文件、检测报告	
	⑤及时维护、定期检测职业病防护设施	查维修和检测记录	
7. 个人防护	①有个人职业病防护用品采购计划，并组织实施	查阅个人职业病防护用品采购发票	
	②按标准配备符合防治职业病要求的个人防护用品	查防护用品的生产许可证、产品合格证和特种劳动防护用品安全标志以及产品说明书。配备标准参照《个体防护装备选用规范》(GB/T 11651)	

表 A.43(续6)

建设单位：　　　　建设项目名称：

项目	主要内容	检查方法	检查结果
7. 个人防护	③有个人职业病防护用品发放登记记录，并及时更换个人职业病防护用品	现场查阅	
	④劳动者正确佩戴、使用个人防护用品	现场检查	
8. 教育培训	①用人单位的主要负责人和职业卫生管理人员接受职业卫生培训	核查培训证书(可对主要负责人和管理人员进行考试)	
	②对上岗前的劳动者进行职业卫生教育培训	检查培训记录，特别是接触危害岗位劳动者的培训	
	③定期对在岗期间的劳动者进行职业卫生教育培训	检查培训记录，特别是接触危害岗位劳动者的培训	
9. 健康监护	①按规定组织上岗前的职业健康检查	检查劳动合同和上岗前职业健康监护档案	
	②按规定组织在岗期间的职业健康检查	检查在岗劳动者档案和职业健康监护档案，重点检查体检项目与体检周期是否满足《职业健康监护技术规范》(GBZ 188)标准要求	
	③禁止有职业禁忌的劳动者从事其所禁忌的作业；调离并妥善安置有职业健康损害的劳动者	检查有关劳动者调岗记录	

表 A.43(续7)

建设单位：　　　　　　　　　　　　　　　建设项目名称：

项目	主要内容	检查方法	检查结果
9. 健康监护	④如实、无偿为劳动者提供职业健康监护档案复印件	查阅劳动合同有关制度，以及现场询问劳动者	
	⑤对遭受急性职业病危害的劳动者进行健康检查和医学观察	查阅有关制度、报销单据	
	⑥禁止安排未成年工从事接触职业病危害的作业	查阅劳动合同，现场抽查劳动者	
	⑦不安排孕期、哺乳期的女职工从事对本人和胎儿、婴儿有危害的作业	依据《女职工劳动保护特殊规定》，现场核实	
	⑧对从事接触职业病危害作业的劳动者，给予适当岗位补贴	查阅发放和领取记录	
10. 应急管理	①建立健全急性职业病危害事故应急救援预案	本项目针对存在急性中毒风险的用人单位，急性职业病危害事故应急救援预案应明确责任人、组织机构、事故发生后的疏散线路、技术方案、救援设施的维护和启动、救护方案等(检查包括特殊应急救援药品的准备、没有救援条件的单位是否与最近有救援条件的医疗单位签订救援协议等)	
	②定期维护应急救援设施，并保证其完好	现场查看有关记录	

表 A.43(续 8)

建设单位：　　　　　　　　　　建设项目名称：

项目	主要内容	检查方法	检查结果
10. 应急管理	③定期演练职业病危害事故应急救援预案	查演练记录	
	④发生急性职业病危害事故应及时向所在地安监部门等有关部门报告	查阅报告情况	
总计(55项)	合格______项,不合格______项,合格率______%		

检查时间：______年______月______日

验收专家签字：

二十三、年度军工建设项目职业卫生“三同时”执行情况报表

年度军工建设项目职业卫生“三同时”执行情况见表 A.44。

表 A.44　______年度军工建设项目职业卫生“三同时”执行情况报表

序号	建设项目名称	职业病危害类别	建设项目前所处阶段	预评价报告编制单位	预评价报告内审情况	是否被抽审	预评价报告备案情况	设计专篇编制单位	设计专篇内审情况	是否被抽审	设计专篇备案情况（仅严重类）	控评报告编制单位	控评报告内审及自验收情况	控评报告审查及现场验收情况（较重类及严重类）	现场监督部门	竣工备案情况	备注
1																	
2																	
3																	
4																	
…																	
问题及建议：																	

主要负责人：　　填表人：　　联系电话：　　填表时间：　　年　　月　　日

附录二　主要参考的法律法规及标准

一、中华人民共和国职业病防治法

［说明］以下内容完全引自《中华人民共和国职业病防治法》。

中华人民共和国主席令第五十二号

《全国人民代表大会常务委员会关于修改〈中华人民共和国职业病防治法〉的决定》已由中华人民共和国第十一届全国人民代表大会常务委员会第二十四次会议于2011年12月31日通过，现予公布，自公布之日起施行。

中华人民共和国主席胡锦涛

2011年12月31日

第一章　总　则

第一条　为了预防、控制和消除职业病危害，防治职业病，保护劳动者健康及其相关权益，促进经济社会发展，根据宪法，制定本法。

第二条　本法适用于中华人民共和国领域内的职业病防治活动。

本法所称职业病，是指企业、事业单位和个体经济组织等用人单位的劳动者在职业活动中，因接触粉尘、放射性物质和其他有毒、有害因素而引起的疾病。

职业病的分类和目录由国务院卫生行政部门会同国务院安全生产监督管理部门、劳动保障行政部门制定、调整并公布。

第三条　职业病防治工作坚持预防为主、防治结合的方针，建立用人单位负责、行政机关监管、行业自律、职工参与和社会监督的机制，实行分类管理、综合治理。

第四条　劳动者依法享有职业卫生保护的权利。

用人单位应当为劳动者创造符合国家职业卫生标准和卫生要求的工作环境和条件,并采取措施保障劳动者获得职业卫生保护。

工会组织依法对职业病防治工作进行监督,维护劳动者的合法权益。用人单位制定或者修改有关职业病防治的规章制度,应当听取工会组织的意见。

第五条 用人单位应当建立、健全职业病防治责任制,加强对职业病防治的管理,提高职业病防治水平,对本单位产生的职业病危害承担责任。

第六条 用人单位的主要负责人对本单位的职业病防治工作全面负责。

第七条 用人单位必须依法参加工伤保险。

国务院和县级以上地方人民政府劳动保障行政部门应当加强对工伤保险的监督管理,确保劳动者依法享受工伤保险待遇。

第八条 国家鼓励和支持研制、开发、推广、应用有利于职业病防治和保护劳动者健康的新技术、新工艺、新设备、新材料,加强对职业病的机理和发生规律的基础研究,提高职业病防治科学技术水平;积极采用有效的职业病防治技术、工艺、设备、材料;限制使用或者淘汰职业病危害严重的技术、工艺、设备、材料。

国家鼓励和支持职业病医疗康复机构的建设。

第九条 国家实行职业卫生监督制度。

国务院安全生产监督管理部门、卫生行政部门、劳动保障行政部门依照本法和国务院确定的职责,负责全国职业病防治的监督管理工作。国务院有关部门在各自的职责范围内负责职业病防治的有关监督管理工作。

县级以上地方人民政府安全生产监督管理部门、卫生行政部门、劳动保障行政部门依据各自职责,负责本行政区域内职业病防治的监督管理工作。县级以上地方人民政府有关部门在各自的职责范围内负责职业病防治的有关监督管理工作。

县级以上人民政府安全生产监督管理部门、卫生行政部门、劳动保障行政部门(以下统称职业卫生监督管理部门)应当加强沟通,密切配合,按照各自职责分工,依法行使职权,承担责任。

第十条 国务院和县级以上地方人民政府应当制定职业病防治规划,将其纳入国民经济和社会发展计划,并组织实施。

县级以上地方人民政府统一负责、领导、组织、协调本行政区域的职业病防治工作,建立健全职业病防治工作体制、机制,统一领导、指挥职业卫生突发事件应对工作;加强职业病防治能力建设和服务体系建设,完善、落实职业病防治工作责任制。

乡、民族乡、镇的人民政府应当认真执行本法,支持职业卫生监督管理部门依法履行职责。

第十一条 县级以上人民政府职业卫生监督管理部门应当加强对职业病防治的宣传教育,普及职业病防治的知识,增强用人单位的职业病防治观念,提高劳动者的职业健康意识、自我保护意识和行使职业卫生保护权利的能力。

第十二条 有关防治职业病的国家职业卫生标准,由国务院卫生行政部门组织制定并公布。

国务院卫生行政部门应当组织开展重点职业病监测和专项调查,对职业健康风险进行评估,为制定职业卫生标准和职业病防治政策提供科学依据。

县级以上地方人民政府卫生行政部门应当定期对本行政区域的职业病防治情况进行统计和调查分析。

第十三条 任何单位和个人有权对违反本法的行为进行检举和控告。有关部门收到相关的检举和控告后,应当及时处理。

对防治职业病成绩显著的单位和个人,给予奖励。

第二章 前期预防

第十四条 用人单位应当依照法律、法规要求,严格遵守国家职业卫生标准,落实职业病预防措施,从源头上控制和消除职业病危害。

第十五条 产生职业病危害的用人单位的设立除应当符合法律、行政法规规定的设立条件外,其工作场所还应当符合下列职业卫生要求:

(一)职业病危害因素的强度或者浓度符合国家职业卫生标准;

(二)有与职业病危害防护相适应的设施;

(三)生产布局合理,符合有害与无害作业分开的原则;

(四)有配套的更衣间、洗浴间、孕妇休息间等卫生设施;

(五)设备、工具、用具等设施符合保护劳动者生理、心理健康的要求;

(六)法律、行政法规和国务院卫生行政部门、安全生产监督管理部门关于保护劳动者健康的其他要求。

第十六条 国家建立职业病危害项目申报制度。

用人单位工作场所存在职业病目录所列职业病的危害因素的,应当及时、如实向所在地安全生产监督管理部门申报危害项目,接受监督。

职业病危害因素分类目录由国务院卫生行政部门会同国务院安全生产监

督管理部门制定、调整并公布。职业病危害项目申报的具体办法由国务院安全生产监督管理部门制定。

第十七条　新建、扩建、改建建设项目和技术改造、技术引进项目(以下统称建设项目)可能产生职业病危害的,建设单位在可行性论证阶段应当向安全生产监督管理部门提交职业病危害预评价报告。安全生产监督管理部门应当自收到职业病危害预评价报告之日起三十日内,作出审核决定并书面通知建设单位。未提交预评价报告或者预评价报告未经安全生产监督管理部门审核同意的,有关部门不得批准该建设项目。

职业病危害预评价报告应当对建设项目可能产生的职业病危害因素及其对工作场所和劳动者健康的影响作出评价,确定危害类别和职业病防护措施。

建设项目职业病危害分类管理办法由国务院安全生产监督管理部门制定。

第十八条　建设项目的职业病防护设施所需费用应当纳入建设项目工程预算,并与主体工程同时设计,同时施工,同时投入生产和使用。

职业病危害严重的建设项目的防护设施设计,应当经安全生产监督管理部门审查,符合国家职业卫生标准和卫生要求的,方可施工。

建设项目在竣工验收前,建设单位应当进行职业病危害控制效果评价。建设项目竣工验收时,其职业病防护设施经安全生产监督管理部门验收合格后,方可投入正式生产和使用。

第十九条　职业病危害预评价、职业病危害控制效果评价由依法设立的取得国务院安全生产监督管理部门或者设区的市级以上地方人民政府安全生产监督管理部门按照职责分工给予资质认可的职业卫生技术服务机构进行。职业卫生技术服务机构所作评价应当客观、真实。

第二十条　国家对从事放射性、高毒、高危粉尘等作业实行特殊管理。具体管理办法由国务院制定。

第三章　劳动过程中的防护与管理

第二十一条　用人单位应当采取下列职业病防治管理措施:

(一)设置或者指定职业卫生管理机构或者组织,配备专职或者兼职的职业卫生管理人员,负责本单位的职业病防治工作;

(二)制定职业病防治计划和实施方案;

(三)建立、健全职业卫生管理制度和操作规程;

(四)建立、健全职业卫生档案和劳动者健康监护档案;

（五）建立、健全工作场所职业病危害因素监测及评价制度；

（六）建立、健全职业病危害事故应急救援预案。

第二十二条 用人单位应当保障职业病防治所需的资金投入，不得挤占、挪用，并对因资金投入不足导致的后果承担责任。

第二十三条 用人单位必须采用有效的职业病防护设施，并为劳动者提供个人使用的职业病防护用品。

用人单位为劳动者个人提供的职业病防护用品必须符合防治职业病的要求；不符合要求的，不得使用。

第二十四条 用人单位应当优先采用有利于防治职业病和保护劳动者健康的新技术、新工艺、新设备、新材料，逐步替代职业病危害严重的技术、工艺、设备、材料。

第二十五条 产生职业病危害的用人单位，应当在醒目位置设置公告栏，公布有关职业病防治的规章制度、操作规程、职业病危害事故应急救援措施和工作场所职业病危害因素检测结果。

对产生严重职业病危害的作业岗位，应当在其醒目位置，设置警示标识和中文警示说明。警示说明应当载明产生职业病危害的种类、后果、预防以及应急救治措施等内容。

第二十六条 对可能发生急性职业损伤的有毒、有害工作场所，用人单位应当设置报警装置，配置现场急救用品、冲洗设备、应急撤离通道和必要的泄险区。

对放射工作场所和放射性同位素的运输、贮存，用人单位必须配置防护设备和报警装置，保证接触放射线的工作人员佩戴个人剂量计。

对职业病防护设备、应急救援设施和个人使用的职业病防护用品，用人单位应当进行经常性的维护、检修，定期检测其性能和效果，确保其处于正常状态，不得擅自拆除或者停止使用。

第二十七条 用人单位应当实施由专人负责的职业病危害因素日常监测，并确保监测系统处于正常运行状态。

用人单位应当按照国务院安全生产监督管理部门的规定，定期对工作场所进行职业病危害因素检测、评价。检测、评价结果存入用人单位职业卫生档案，定期向所在地安全生产监督管理部门报告并向劳动者公布。

职业病危害因素检测、评价由依法设立的取得国务院安全生产监督管理部门或者设区的市级以上地方人民政府安全生产监督管理部门按照职责分工给予资质认可的职业卫生技术服务机构进行。职业卫生技术服务机构所作检测、评价应当客观、真实。

发现工作场所职业病危害因素不符合国家职业卫生标准和卫生要求时,用人单位应当立即采取相应治理措施,仍然达不到国家职业卫生标准和卫生要求的,必须停止存在职业病危害因素的作业;职业病危害因素经治理后,符合国家职业卫生标准和卫生要求的,方可重新作业。

第二十八条　职业卫生技术服务机构依法从事职业病危害因素检测、评价工作,接受安全生产监督管理部门的监督检查。安全生产监督管理部门应当依法履行监督职责。

第二十九条　向用人单位提供可能产生职业病危害的设备的,应当提供中文说明书,并在设备的醒目位置设置警示标识和中文警示说明。警示说明应当载明设备性能、可能产生的职业病危害、安全操作和维护注意事项、职业病防护以及应急救治措施等内容。

第三十条　向用人单位提供可能产生职业病危害的化学品、放射性同位素和含有放射性物质的材料的,应当提供中文说明书。说明书应当载明产品特性、主要成分、存在的有害因素、可能产生的危害后果、安全使用注意事项、职业病防护以及应急救治措施等内容。产品包装应当有醒目的警示标识和中文警示说明。贮存上述材料的场所应当在规定的部位设置危险物品标识或者放射性警示标识。

国内首次使用或者首次进口与职业病危害有关的化学材料,使用单位或者进口单位按照国家规定经国务院有关部门批准后,应当向国务院卫生行政部门、安全生产监督管理部门报送该化学材料的毒性鉴定以及经有关部门登记注册或者批准进口的文件等资料。

进口放射性同位素、射线装置和含有放射性物质的物品的,按照国家有关规定办理。

第三十一条　任何单位和个人不得生产、经营、进口和使用国家明令禁止使用的可能产生职业病危害的设备或者材料。

第三十二条　任何单位和个人不得将产生职业病危害的作业转移给不具备职业病防护条件的单位和个人。不具备职业病防护条件的单位和个人不得接受产生职业病危害的作业。

第三十三条　用人单位对采用的技术、工艺、设备、材料,应当知悉其产生的职业病危害,对有职业病危害的技术、工艺、设备、材料隐瞒其危害而采用的,对所造成的职业病危害后果承担责任。

第三十四条 用人单位与劳动者订立劳动合同(含聘用合同,下同)时,应当将工作过程中可能产生的职业病危害及其后果、职业病防护措施和待遇等如实告知劳动者,并在劳动合同中写明,不得隐瞒或者欺骗。

劳动者在已订立劳动合同期间因工作岗位或者工作内容变更,从事与所订立劳动合同中未告知的存在职业病危害的作业时,用人单位应当依照前款规定,向劳动者履行如实告知的义务,并协商变更原劳动合同相关条款。

用人单位违反前两款规定的,劳动者有权拒绝从事存在职业病危害的作业,用人单位不得因此解除与劳动者所订立的劳动合同。

第三十五条 用人单位的主要负责人和职业卫生管理人员应当接受职业卫生培训,遵守职业病防治法律、法规,依法组织本单位的职业病防治工作。

用人单位应当对劳动者进行上岗前的职业卫生培训和在岗期间的定期职业卫生培训,普及职业卫生知识,督促劳动者遵守职业病防治法律、法规、规章和操作规程,指导劳动者正确使用职业病防护设备和个人使用的职业病防护用品。

劳动者应当学习和掌握相关的职业卫生知识,增强职业病防范意识,遵守职业病防治法律、法规、规章和操作规程,正确使用、维护职业病防护设备和个人使用的职业病防护用品,发现职业病危害事故隐患应当及时报告。

劳动者不履行前款规定义务的,用人单位应当对其进行教育。

第三十六条 对从事接触职业病危害的作业的劳动者,用人单位应当按照国务院安全生产监督管理部门、卫生行政部门的规定组织上岗前、在岗期间和离岗时的职业健康检查,并将检查结果书面告知劳动者。职业健康检查费用由用人单位承担。

用人单位不得安排未经上岗前职业健康检查的劳动者从事接触职业病危害的作业;不得安排有职业禁忌的劳动者从事其所禁忌的作业;对在职业健康检查中发现有与所从事的职业相关的健康损害的劳动者,应当调离原工作岗位,并妥善安置;对未进行离岗前职业健康检查的劳动者不得解除或者终止与其订立的劳动合同。

职业健康检查应当由省级以上人民政府卫生行政部门批准的医疗卫生机构承担。

第三十七条 用人单位应当为劳动者建立职业健康监护档案,并按照规定的期限妥善保存。

职业健康监护档案应当包括劳动者的职业史、职业病危害接触史、职业健康检查结果和职业病诊疗等有关个人健康资料。

劳动者离开用人单位时，有权索取本人职业健康监护档案复印件，用人单位应当如实、无偿提供，并在所提供的复印件上签章。

第三十八条　发生或者可能发生急性职业病危害事故时，用人单位应当立即采取应急救援和控制措施，并及时报告所在地安全生产监督管理部门和有关部门。安全生产监督管理部门接到报告后，应当及时会同有关部门组织调查处理；必要时，可以采取临时控制措施。卫生行政部门应当组织做好医疗救治工作。

对遭受或者可能遭受急性职业病危害的劳动者，用人单位应当及时组织救治、进行健康检查和医学观察，所需费用由用人单位承担。

第三十九条　用人单位不得安排未成年工从事接触职业病危害的作业；不得安排孕期、哺乳期的女职工从事对本人和胎儿、婴儿有危害的作业。

第四十条　劳动者享有下列职业卫生保护权利：

（一）获得职业卫生教育、培训；

（二）获得职业健康检查、职业病诊疗、康复等职业病防治服务；

（三）了解工作场所产生或者可能产生的职业病危害因素、危害后果和应当采取的职业病防护措施；

（四）要求用人单位提供符合防治职业病要求的职业病防护设施和个人使用的职业病防护用品，改善工作条件；

（五）对违反职业病防治法律、法规以及危及生命健康的行为提出批评、检举和控告；

（六）拒绝违章指挥和强令进行没有职业病防护措施的作业；

（七）参与用人单位职业卫生工作的民主管理，对职业病防治工作提出意见和建议。

用人单位应当保障劳动者行使前款所列权利。因劳动者依法行使正当权利而降低其工资、福利等待遇或者解除、终止与其订立的劳动合同的，其行为无效。

第四十一条　工会组织应当督促并协助用人单位开展职业卫生宣传教育和培训，有权对用人单位的职业病防治工作提出意见和建议，依法代表劳动者与用人单位签订劳动安全卫生专项集体合同，与用人单位就劳动者反映的有关职业病防治的问题进行协调并督促解决。

工会组织对用人单位违反职业病防治法律、法规,侵犯劳动者合法权益的行为,有权要求纠正;产生严重职业病危害时,有权要求采取防护措施,或者向政府有关部门建议采取强制性措施;发生职业病危害事故时,有权参与事故调查处理;发现危及劳动者生命健康的情形时,有权向用人单位建议组织劳动者撤离危险现场,用人单位应当立即作出处理。

第四十二条 用人单位按照职业病防治要求,用于预防和治理职业病危害、工作场所卫生检测、健康监护和职业卫生培训等费用,按照国家有关规定,在生产成本中据实列支。

第四十三条 职业卫生监督管理部门应当按照职责分工,加强对用人单位落实职业病防护管理措施情况的监督检查,依法行使职权,承担责任。

第四章 职业病诊断与职业病病人保障

第四十四条 医疗卫生机构承担职业病诊断,应当经省、自治区、直辖市人民政府卫生行政部门批准。省、自治区、直辖市人民政府卫生行政部门应当向社会公布本行政区域内承担职业病诊断的医疗卫生机构的名单。

承担职业病诊断的医疗卫生机构应当具备下列条件:

(一)持有《医疗机构执业许可证》;

(二)具有与开展职业病诊断相适应的医疗卫生技术人员;

(三)具有与开展职业病诊断相适应的仪器、设备;

(四)具有健全的职业病诊断质量管理制度。

承担职业病诊断的医疗卫生机构不得拒绝劳动者进行职业病诊断的要求。

第四十五条 劳动者可以在用人单位所在地、本人户籍所在地或者经常居住地依法承担职业病诊断的医疗卫生机构进行职业病诊断。

第四十六条 职业病诊断标准和职业病诊断、鉴定办法由国务院卫生行政部门制定。职业病伤残等级的鉴定办法由国务院劳动保障行政部门会同国务院卫生行政部门制定。

第四十七条 职业病诊断,应当综合分析下列因素:

(一)病人的职业史;

(二)职业病危害接触史和工作场所职业病危害因素情况;

(三)临床表现以及辅助检查结果等。

没有证据否定职业病危害因素与病人临床表现之间的必然联系的,应当诊断为职业病。

承担职业病诊断的医疗卫生机构在进行职业病诊断时,应当组织三名以上取得职业病诊断资格的执业医师集体诊断。

职业病诊断证明书应当由参与诊断的医师共同签署，并经承担职业病诊断的医疗卫生机构审核盖章。

第四十八条　用人单位应当如实提供职业病诊断、鉴定所需的劳动者职业史和职业病危害接触史、工作场所职业病危害因素检测结果等资料；安全生产监督管理部门应当监督检查和督促用人单位提供上述资料；劳动者和有关机构也应当提供与职业病诊断、鉴定有关的资料。

职业病诊断、鉴定机构需要了解工作场所职业病危害因素情况时，可以对工作场所进行现场调查，也可以向安全生产监督管理部门提出，安全生产监督管理部门应当在十日内组织现场调查。用人单位不得拒绝、阻挠。

第四十九条　职业病诊断、鉴定过程中，用人单位不提供工作场所职业病危害因素检测结果等资料的，诊断、鉴定机构应当结合劳动者的临床表现、辅助检查结果和劳动者的职业史、职业病危害接触史，并参考劳动者的自述、安全生产监督管理部门提供的日常监督检查信息等，作出职业病诊断、鉴定结论。

劳动者对用人单位提供的工作场所职业病危害因素检测结果等资料有异议，或者因劳动者的用人单位解散、破产，无用人单位提供上述资料的，诊断、鉴定机构应当提请安全生产监督管理部门进行调查，安全生产监督管理部门应当自接到申请之日起三十日内对存在异议的资料或者工作场所职业病危害因素情况作出判定；有关部门应当配合。

第五十条　职业病诊断、鉴定过程中，在确认劳动者职业史、职业病危害接触史时，当事人对劳动关系、工种、工作岗位或者在岗时间有争议的，可以向当地的劳动人事争议仲裁委员会申请仲裁；接到申请的劳动人事争议仲裁委员会应当受理，并在三十日内作出裁决。

当事人在仲裁过程中对自己提出的主张，有责任提供证据。劳动者无法提供由用人单位掌握管理的与仲裁主张有关的证据的，仲裁庭应当要求用人单位在指定期限内提供；用人单位在指定期限内不提供的，应当承担不利后果。

劳动者对仲裁裁决不服的，可以依法向人民法院提起诉讼。

用人单位对仲裁裁决不服的，可以在职业病诊断、鉴定程序结束之日起十五日内依法向人民法院提起诉讼；诉讼期间，劳动者的治疗费用按照职业病待遇规定的途径支付。

第五十一条　用人单位和医疗卫生机构发现职业病病人或者疑似职业病病人时，应当及时向所在地卫生行政部门和安全生产监督管理部门报告。确诊为职业病的，用人单位还应当向所在地劳动保障行政部门报告。接到报告的部门应当依法作出处理。

第五十二条 县级以上地方人民政府卫生行政部门负责本行政区域内的职业病统计报告的管理工作,并按照规定上报。

第五十三条 当事人对职业病诊断有异议的,可以向作出诊断的医疗卫生机构所在地地方人民政府卫生行政部门申请鉴定。

职业病诊断争议由设区的市级以上地方人民政府卫生行政部门根据当事人的申请,组织职业病诊断鉴定委员会进行鉴定。

当事人对设区的市级职业病诊断鉴定委员会的鉴定结论不服的,可以向省、自治区、直辖市人民政府卫生行政部门申请再鉴定。

第五十四条 职业病诊断鉴定委员会由相关专业的专家组成。

省、自治区、直辖市人民政府卫生行政部门应当设立相关的专家库,需要对职业病争议作出诊断鉴定时,由当事人或者当事人委托有关卫生行政部门从专家库中以随机抽取的方式确定参加诊断鉴定委员会的专家。

职业病诊断鉴定委员会应当按照国务院卫生行政部门颁布的职业病诊断标准和职业病诊断、鉴定办法进行职业病诊断鉴定,向当事人出具职业病诊断鉴定书。职业病诊断、鉴定费用由用人单位承担。

第五十五条 职业病诊断鉴定委员会组成人员应当遵守职业道德,客观、公正地进行诊断鉴定,并承担相应的责任。职业病诊断鉴定委员会组成人员不得私下接触当事人,不得收受当事人的财物或者其他好处,与当事人有利害关系的,应当回避。

人民法院受理有关案件需要进行职业病鉴定时,应当从省、自治区、直辖市人民政府卫生行政部门依法设立的相关的专家库中选取参加鉴定的专家。

第五十六条 医疗卫生机构发现疑似职业病病人时,应当告知劳动者本人并及时通知用人单位。

用人单位应当及时安排对疑似职业病病人进行诊断;在疑似职业病病人诊断或者医学观察期间,不得解除或者终止与其订立的劳动合同。

疑似职业病病人在诊断、医学观察期间的费用,由用人单位承担。

第五十七条 用人单位应当保障职业病病人依法享受国家规定的职业病待遇。

用人单位应当按照国家有关规定,安排职业病病人进行治疗、康复和定期检查。

用人单位对不适宜继续从事原工作的职业病病人,应当调离原岗位,并妥善安置。

用人单位对从事接触职业病危害的作业的劳动者，应当给予适当岗位津贴。

第五十八条　职业病病人的诊疗、康复费用，伤残以及丧失劳动能力的职业病病人的社会保障，按照国家有关工伤保险的规定执行。

第五十九条　职业病病人除依法享有工伤保险外，依照有关民事法律，尚有获得赔偿的权利的，有权向用人单位提出赔偿要求。

第六十条　劳动者被诊断患有职业病，但用人单位没有依法参加工伤保险的，其医疗和生活保障由该用人单位承担。

第六十一条　职业病病人变动工作单位，其依法享有的待遇不变。

用人单位在发生分立、合并、解散、破产等情形时，应当对从事接触职业病危害的作业的劳动者进行健康检查，并按照国家有关规定妥善安置职业病病人。

第六十二条　用人单位已经不存在或者无法确认劳动关系的职业病病人，可以向地方人民政府民政部门申请医疗救助和生活等方面的救助。

地方各级人民政府应当根据本地区的实际情况，采取其他措施，使前款规定的职业病病人获得医疗救治。

第五章　监督检查

第六十三条　县级以上人民政府职业卫生监督管理部门依照职业病防治法律、法规、国家职业卫生标准和卫生要求，依据职责划分，对职业病防治工作进行监督检查。

第六十四条　安全生产监督管理部门履行监督检查职责时，有权采取下列措施：

（一）进入被检查单位和职业病危害现场，了解情况，调查取证；

（二）查阅或者复制与违反职业病防治法律、法规的行为有关的资料和采集样品；

（三）责令违反职业病防治法律、法规的单位和个人停止违法行为。

第六十五条　发生职业病危害事故或者有证据证明危害状态可能导致职业病危害事故发生时，安全生产监督管理部门可以采取下列临时控制措施：

（一）责令暂停导致职业病危害事故的作业；

（二）封存造成职业病危害事故或者可能导致职业病危害事故发生的材料和设备；

（三）组织控制职业病危害事故现场。

在职业病危害事故或者危害状态得到有效控制后，安全生产监督管理部门应当及时解除控制措施。

第六十六条 职业卫生监督执法人员依法执行职务时，应当出示监督执法证件。

职业卫生监督执法人员应当忠于职守，秉公执法，严格遵守执法规范；涉及用人单位的秘密的，应当为其保密。

第六十七条 职业卫生监督执法人员依法执行职务时，被检查单位应当接受检查并予以支持配合，不得拒绝和阻碍。

第六十八条 安全生产监督管理部门及其职业卫生监督执法人员履行职责时，不得有下列行为：

（一）对不符合法定条件的，发给建设项目有关证明文件、资质证明文件或者予以批准；

（二）对已经取得有关证明文件的，不履行监督检查职责；

（三）发现用人单位存在职业病危害的，可能造成职业病危害事故，不及时依法采取控制措施；

（四）其他违反本法的行为。

第六十九条 职业卫生监督执法人员应当依法经过资格认定。

职业卫生监督管理部门应当加强队伍建设，提高职业卫生监督执法人员的政治、业务素质，依照本法和其他有关法律、法规的规定，建立、健全内部监督制度，对其工作人员执行法律、法规和遵守纪律的情况，进行监督检查。

第六章　法律责任

第七十条 建设单位违反本法规定，有下列行为之一的，由安全生产监督管理部门给予警告，责令限期改正；逾期不改正的，处十万元以上五十万元以下的罚款；情节严重的，责令停止产生职业病危害的作业，或者提请有关人民政府按照国务院规定的权限责令停建、关闭：

（一）未按照规定进行职业病危害预评价或者未提交职业病危害预评价报告，或者职业病危害预评价报告未经安全生产监督管理部门审核同意，开工建设的；

（二）建设项目的职业病防护设施未按照规定与主体工程同时投入生产和使用的；

（三）职业病危害严重的建设项目，其职业病防护设施设计未经安全生产监督管理部门审查，或者不符合国家职业卫生标准和卫生要求施工的；

（四）未按照规定对职业病防护设施进行职业病危害控制效果评价、未经安全生产监督管理部门验收或者验收不合格，擅自投入使用的。

第七十一条　违反本法规定，有下列行为之一的，由安全生产监督管理部门给予警告，责令限期改正；逾期不改正的，处十万元以下的罚款：

（一）工作场所职业病危害因素检测、评价结果没有存档、上报、公布的；

（二）未采取本法第二十一条规定的职业病防治管理措施的；

（三）未按照规定公布有关职业病防治的规章制度、操作规程、职业病危害事故应急救援措施的；

（四）未按照规定组织劳动者进行职业卫生培训，或者未对劳动者个人职业病防护采取指导、督促措施的；

（五）国内首次使用或者首次进口与职业病危害有关的化学材料，未按照规定报送毒性鉴定资料以及经有关部门登记注册或者批准进口的文件的。

第七十二条　用人单位违反本法规定，有下列行为之一的，由安全生产监督管理部门责令限期改正，给予警告，可以并处五万元以上十万元以下的罚款：

（一）未按照规定及时、如实向安全生产监督管理部门申报产生职业病危害的项目的；

（二）未实施由专人负责的职业病危害因素日常监测，或者监测系统不能正常监测的；

（三）订立或者变更劳动合同时，未告知劳动者职业病危害真实情况的；

（四）未按照规定组织职业健康检查、建立职业健康监护档案或者未将检查结果书面告知劳动者的；

（五）未依照本法规定在劳动者离开用人单位时提供职业健康监护档案复印件的。

第七十三条　用人单位违反本法规定，有下列行为之一的，由安全生产监督管理部门给予警告，责令限期改正，逾期不改正的，处五万元以上二十万元以下的罚款；情节严重的，责令停止产生职业病危害的作业，或者提请有关人民政府按照国务院规定的权限责令关闭：

（一）工作场所职业病危害因素的强度或者浓度超过国家职业卫生标准的；

（二）未提供职业病防护设施和个人使用的职业病防护用品，或者提供的职业病防护设施和个人使用的职业病防护用品不符合国家职业卫生标准和卫生要求的；

（三）对职业病防护设备、应急救援设施和个人使用的职业病防护用品未按照规定进行维护、检修、检测，或者不能保持正常运行、使用状态的；

（四）未按照规定对工作场所职业病危害因素进行检测、评价的；

（五）工作场所职业病危害因素经治理仍然达不到国家职业卫生标准和卫生要求时，未停止存在职业病危害因素的作业的；

（六）未按照规定安排职业病病人、疑似职业病病人进行诊治的；

（七）发生或者可能发生急性职业病危害事故时，未立即采取应急救援和控制措施或者未按照规定及时报告的；

（八）未按照规定在产生严重职业病危害的作业岗位醒目位置设置警示标识和中文警示说明的；

（九）拒绝职业卫生监督管理部门监督检查的；

（十）隐瞒、伪造、篡改、毁损职业健康监护档案、工作场所职业病危害因素检测评价结果等相关资料，或者拒不提供职业病诊断、鉴定所需资料的；

（十一）未按照规定承担职业病诊断、鉴定费用和职业病病人的医疗、生活保障费用的。

第七十四条 向用人单位提供可能产生职业病危害的设备、材料，未按照规定提供中文说明书或者设置警示标识和中文警示说明的，由安全生产监督管理部门责令限期改正，给予警告，并处五万元以上二十万元以下的罚款。

第七十五条 用人单位和医疗卫生机构未按照规定报告职业病、疑似职业病的，由有关主管部门依据职责分工责令限期改正，给予警告，并处一万元以下的罚款；弄虚作假的，并处二万元以上五万元以下的罚款；对直接负责的主管人员和其他直接责任人员，可以依法给予降级或者撤职的处分。

第七十六条 违反本法规定，有下列情形之一的，由安全生产监督管理部门责令限期治理，并处五万元以上三十万元以下的罚款；情节严重的，责令停止产生职业病危害的作业，或者提请有关人民政府按照国务院规定的权限责令关闭：

（一）隐瞒技术、工艺、设备、材料所产生的职业病危害而采用的；

（二）隐瞒本单位职业卫生真实情况的；

（三）可能发生急性职业损伤的有毒、有害工作场所、放射工作场所或者放射性同位素的运输、贮存不符合本法第二十六条规定的；

（四）使用国家明令禁止使用的可能产生职业病危害的设备或者材料的；

（五）将产生职业病危害的作业转移给没有职业病防护条件的单位和个人，或者没有职业病防护条件的单位和个人接受产生职业病危害的作业的；

（六）擅自拆除、停止使用职业病防护设备或者应急救援设施的；

（七）安排未经职业健康检查的劳动者、有职业禁忌的劳动者、未成年工或者孕期、哺乳期女职工从事接触职业病危害的作业或者禁忌作业的；

（八）违章指挥和强令劳动者进行没有职业病防护措施的作业的。

第七十七条　生产、经营或者进口国家明令禁止使用的可能产生职业病危害的设备或者材料的，依照有关法律、行政法规的规定给予处罚。

第七十八条　用人单位违反本法规定，已经对劳动者生命健康造成严重损害的，由安全生产监督管理部门责令停止产生职业病危害的作业，或者提请有关人民政府按照国务院规定的权限责令关闭，并处十万元以上五十万元以下的罚款。

第七十九条　用人单位违反本法规定，造成重大职业病危害事故或者其他严重后果，构成犯罪的，对直接负责的主管人员和其他直接责任人员，依法追究刑事责任。

第八十条　未取得职业卫生技术服务资质认可擅自从事职业卫生技术服务的，或者医疗卫生机构未经批准擅自从事职业健康检查、职业病诊断的，由安全生产监督管理部门和卫生行政部门依据职责分工责令立即停止违法行为，没收违法所得；违法所得五千元以上的，并处违法所得二倍以上十倍以下的罚款；没有违法所得或者违法所得不足五千元的，并处五千元以上五万元以下的罚款；情节严重的，对直接负责的主管人员和其他直接责任人员，依法给予降级、撤职或者开除的处分。

第八十一条　从事职业卫生技术服务的机构和承担职业健康检查、职业病诊断的医疗卫生机构违反本法规定，有下列行为之一的，由安全生产监督管理部门和卫生行政部门依据职责分工责令立即停止违法行为，给予警告，没收违法所得；违法所得五千元以上的，并处违法所得二倍以上五倍以下的罚款；没有违法所得或者违法所得不足五千元的，并处五千元以上二万元以下的罚款；情节严重的，由原认可或者批准机关取消其相应的资格；对直接负责的主管人员和其他直接责任人员，依法给予降级、撤职或者开除的处分；构成犯罪的，依法追究刑事责任：

（一）超出资质认可或者批准范围从事职业卫生技术服务或者职业健康检查、职业病诊断的；

（二）不按照本法规定履行法定职责的；

（三）出具虚假证明文件的。

第八十二条　职业病诊断鉴定委员会组成人员收受职业病诊断争议当事人的财物或者其他好处的，给予警告，没收收受的财物，可以并处三千元以上五万元以下的罚款，取消其担任职业病诊断鉴定委员会组成人员的资格，并从省、自治区、直辖市人民政府卫生行政部门设立的专家库中予以除名。

第八十三条　卫生行政部门、安全生产监督管理部门不按照规定报告职业病和职业病危害事故的，由上一级行政部门责令改正，通报批评，给予警告；虚报、瞒报的，对单位负责人、直接负责的主管人员和其他直接责任人员依法给予降级、撤职或者开除的处分。

第八十四条 违反本法第十七条、第十八条规定，有关部门擅自批准建设项目或者发放施工许可的，对该部门直接负责的主管人员和其他直接责任人员，由监察机关或者上级机关依法给予记过直至开除的处分。

第八十五条 县级以上地方人民政府在职业病防治工作中未依照本法履行职责，本行政区域出现重大职业病危害事故、造成严重社会影响的，依法对直接负责的主管人员和其他直接责任人员给予记大过直至开除的处分。

县级以上人民政府职业卫生监督管理部门不履行本法规定的职责，滥用职权、玩忽职守、徇私舞弊，依法对直接负责的主管人员和其他直接责任人员给予记大过或者降级的处分；造成职业病危害事故或者其他严重后果的，依法给予撤职或者开除的处分。

第八十六条 违反本法规定，构成犯罪的，依法追究刑事责任。

第七章　附　则

第八十七条 本法下列用语的含义：

职业病危害，是指对从事职业活动的劳动者可能导致职业病的各种危害。职业病危害因素包括：职业活动中存在的各种有害的化学、物理、生物因素以及在作业过程中产生的其他职业有害因素。

职业禁忌，是指劳动者从事特定职业或者接触特定职业病危害因素时，比一般职业人群更易于遭受职业病危害和罹患职业病或者可能导致原有自身疾病病情加重，或者在从事作业过程中诱发可能导致对他人生命健康构成危险的疾病的个人特殊生理或者病理状态。

第八十八条 本法第二条规定的用人单位以外的单位，产生职业病危害的，其职业病防治活动可以参照本法执行。

劳务派遣用工单位应当履行本法规定的用人单位的义务。

中国人民解放军参照执行本法的办法，由国务院、中央军事委员会制定。

第八十九条 对医疗机构放射性职业病危害控制的监督管理，由卫生行政部门依照本法的规定实施。

第九十条 本法自2002年5月1日起施行。

二、职业病危害评价通则

[说明]以下内容完全引自《AQ/T 8008—2013 职业病危害评价通则》。

1. 范围

本标准规定了职业病危害评价的类别、基本原则、内容、程序、方法以及质量控制等基本要求。

本标准适用于可能产生职业病危害的建设项目的职业病危害预评价、职业病危害控制效果评价以及用人单位职业病危害现状评价。

2. 规范性引用文件

下列文件对于本文件的应用是必不可少的。凡是注日期的引用文件,仅注日期的版本适用于本文件。凡是不注日期的引用文件,其最新版本(包括所有的修改单)适用于本文件。

GB/T 4200 高温作业分级

GB 5083 生产设备安全卫生设计总则

GB/T 11651 个体防护装备选用规范

GB/T 12801 生产过程安全卫生要求总则

GB/T 16758 排风罩的分类及技术条件

GB/T 18664 呼吸防护用品的选择、适用与维护

GB 18871 电离辐射防护与辐射源安全基本标准

GB 50187 工业企业总平面设计规范

GBZ 1 工业企业设计卫生标准

GBZ 2.1 工作场所有害因素职业接触限值 化学有害因素

GBZ 2.2 工作场所有害因素职业接触限值 物理因素

GBZ 158 工作场所职业病危害警示标识

GBZ 159 工作场所空气中有害物质监测的采样规范

GBZ/T 160 工作场所空气有毒物质测定

GBZ 188 职业健康监护技术规范

GBZ/T 189 工作场所物理因素测量

GBZ/T 192 工作场所空气中粉尘测定

GBZ/T 229 工作场所职业病危害作业分级

3. 术语和定义

下列术语和定义适用于本文件。

3.1　职业病危害

对从事职业活动的劳动者可能导致职业病及其他健康影响的各种危害。

3.2　职业病危害评价

对建设项目或用人单位的职业病危害因素及其接触水平、职业病防护设施与效果、相关职业病防护措施与效果以及职业病危害因素对劳动者的健康影响情况等做出的综合评价。

3.3　职业病危害因素

职业活动中影响劳动者健康的、存在于生产工艺过程以及劳动过程和生产环境中的各种危害因素的统称。

3.4　职业病危害作业

劳动者在劳动过程中可能接触到职业病危害因素的作业。

3.5　职业病防护设施

是指消除或者降低工作场所的职业病危害因素的浓度或者强度，预防和减少职业病危害因素对劳动者健康的损害或者影响，保护劳动者健康的设备、设施、装置、构(建)筑物等的总称。

3.6　建设项目

新建、扩建、改建建设项目和技术改造、技术引进项目。

3.7　职业病危害预评价

可能产生职业病危害的建设项目，在其可行性论证阶段，对建设项目可能产生的职业病危害因素及其有害性与接触水平、职业病防护设施及应急救援设施等进行的预测性卫生学分析与评价。

3.8　职业病危害控制效果评价

建设项目完工后、竣工验收前，对工作场所职业病危害因素及其接触水平、职业病防护设施与措施及其效果等做出的综合评价。

3.9　职业病危害现状评价

对用人单位工作场所职业病危害因素及其接触水平、职业病防护设施及其他职业病防护措施与效果、职业病危害因素对劳动者的健康影响情况等进行的综合评价。

3.10　职业卫生调查

对评价对象的职业卫生管理以及生产过程、劳动过程及工作环境的卫生学调查。

3.11 应急救援设施

在工作场所设置的报警装置、辐射剂量测量设备、个人剂量监测设备、现场急救用品、洗眼器、喷淋装置等冲洗设备和强制通风设备，以及应急救援使用的通讯、运输设备等。

3.12 辅助用室

是指评价对象依据其卫生特征状况所设置的工作场所办公室、卫生用室（浴室、存衣室、盥洗室、洗衣房）、生活用室（休息室、食堂、厕所）、妇女卫生室、医务室等。

4. 职业病危害评价的类别

4.1 职业病危害评价的分类

根据评价的对象、评价的时机和评价的目的不同，职业病危害评价可分为职业病危害预评价、职业病危害控制效果评价和职业病危害现状评价三类。

4.2 职业病危害预评价

评价的对象为可能产生职业病危害的建设项目；评价的时机为建设项目的可行性论证阶段；评价的依据是有关职业病防治的法律法规、标准以及建设项目的可行性研究报告等；评价的范围是以拟建项目可行性研究报告中提出的建设内容为准；评价的目的是明确建设项目在职业病防治方面的可行性，并为建设项目的职业病危害分类管理以及职业病防护设施的初步设计提供科学依据。

4.3 职业病危害控制效果评价

评价的对象为可能产生职业病危害的建设项目；评价的时机为建设项目完工后、竣工验收前；评价的依据是有关职业病防治的法律法规、标准、职业病防护设施设计以及建设项目试运行阶段的职业卫生实际状况等；评价的范围是以建设项目实施的工程内容为准；评价的目的是明确建设项目的职业病危害程度以及职业病防护设施的效果等，并为政府监管部门对建设项目职业病防护设施竣工验收以及建设单位职业病防治的日常管理提供科学依据。

4.4 职业病危害现状评价

评价的对象为可能存在职业病危害的用人单位；评价的时机为用人单位正常生产期间；评价的依据是有关职业病防治的法律法规、标准以及用人单位从事生产经营活动过程中的职业卫生实际现状等；评价的范围是以用人单位生产经营活动所涉及的内容、场所以及过程等为准；评价的目的是明确用人单位生产经营活动过程中的职业病危害程度以及职业病防护设施和职业卫生管理措施的效果等，并为政府监管部门职业卫生行政许可以及用人单位职业病防治的日常管理提供科学依据。

5. 职业病危害评价的基本原则

5.1 贯彻落实预防为主、防治结合的方针。

5.2 遵循科学、公正、客观、真实的原则。

5.3 遵循国家法律法规的有关规定。

6. 职业病危害评价的程序

6.1 准备阶段

6.1.1 接受建设单位或用人单位委托、签订评价工作合同。

6.1.2 收集职业病危害评价所需的相关资料并查阅相关文献资料。

6.1.3 开展初步现场调查。

6.1.4 根据需要编制职业病危害评价方案并对方案进行技术审核。

6.1.5 确定职业病危害评价的质量控制措施及要点。

6.2 实施阶段

6.2.1 职业卫生调查与分析(或工程分析、辐射源项分析)。

6.2.2 现场(或类比现场)职业卫生检测与分析以及辐射防护检测与分析，或收集与分析现场(类比现场)职业卫生检测数据。

6.2.3 现场(或类比现场)职业病防护设施、职业健康监护等职业病防护措施调查与分析。

6.2.4 对评价内容进行分析、评价并得出结论，提出对策和建议。

6.3 报告编制阶段

6.3.1 汇总实施阶段获取的各种资料、数据。

6.3.2 完成职业病危害评价报告书的编制。

7. 职业病危害评价的内容

7.1 总体布局、生产工艺和设备布局。

7.2 建筑卫生学、辅助用室。

7.3 职业病危害因素及其危害程度。

7.4 职业病防护设施。

7.5 辐射防护措施与评价，辐射防护监测计划与实施等。

7.6 个人使用的职业病防护用品。

7.7 职业健康监护及其处置措施。

7.8 应急救援措施。

7.9 职业卫生管理措施。

7.10 其他应评价的内容。

8. 职业病危害评价方法

根据建设项目或用人单位职业病危害特点以及职业病危害评价目的需要等,可采用职业卫生现场调查、职业卫生检测、职业健康检查、类比法、检查表分析法、辐射防护屏蔽计算、职业病危害作业分级等方法进行综合分析、定性和定量评价,必要时可采用其他评价方法。

职业病危害的常用评价方法参见附录A。

9. 职业病危害评价的质量控制

职业病危害评价应符合有关标准的要求,并通过(不限于)下列措施进行质量控制:

a)合同评审

在职业病危害评价项目签订合同之前,对其进行评价范围及评价能力的确认,以确保评价机构的资质业务范围以及现有评价专业人员构成能够满足评价项目的需要,并确定是否聘请相关专业的技术专家等。

b)评价方案审核

对制定的职业病危害评价方案进行审核,以确保评价组专业人员的构成、评价范围、评价方法以及职业卫生调查与检测等内容,符合评价项目的实际需求以及相关标准的技术要求。

c)评价报告审核

对评价报告进行内部审核、技术负责人审核和质量负责人审核的内部三级审核,确保评价报告的规范性与科学性。

附录 A　建设项目职业病危害控制效果评价报告书的章节与内容组成

（资料性附录）

1. **建设项目概况**：建设项目名称、性质、规模、拟建地点、建设单位、项目组成、辐射源项、主要工程内容、试运行情况、职业病防护设施设计专篇的建设施工落实情况以及建设项目建设施工过程职业卫生管理情况的简介等。

2. **职业病危害评价**：按照划分的评价单元，针对接触职业病危害作业的工种（岗位）及其相关工作地点，给出各个主要职业病危害因素的接触水平及其评价结论；针对职业病危害因素的发生（散）源，给出所设置的职业病防护设施及其合理性与有效性评价结论；针对接触职业病危害作业的工种（岗位），给出所配备的个人使用职业病防护用品及其符合性与有效性评价结论；针对可能发生急性职业损伤的工作场所，给出所设置应急救援设施及其合理性与符合性评价结论。给出建设项目所采取的总体布局、生产工艺及设备布局、建筑卫生学、辅助用室、应急救援措施、职业卫生管理、职业健康监护等及其法规符合性评价的结论，列出其中的不符合项。

3. **措施及建议**：针对建设项目试运行阶段存在的不足，提出控制职业病危害的具体补充措施与建议。

4. **评价结论**：明确建设项目是否能满足国家和地方对职业病防治方面法律、法规、标准的要求，明确是否具备了职业病防护设施竣工验收条件。

三、建设项目职业病危害预评价导则

［说明］以下内容全部引自《AQ/T 8009—2013 建设项目职业病危害预评价导则》。

前言

本标准按照 GB/T 1.1—2009 给出的规则起草。

本标准由国家安全生产监督管理总局提出。

本标准由全国安全生产标准化技术委员会防尘防毒分技术委员会（TC288/SC7）归口。

本标准起草单位：中国安全生产科学研究院、国家安全监管总局研究中心、北京劳动保护科学研究所。

本标准主要起草人：刘宝龙、张忠彬、李戬、杜欢永、郭金玉、陈建武、张伟军。

1. 范围

本标准规定了建设项目职业病危害预评价的目的和基本原则、依据、范围、方法、程序、内容和报告编制等要求。

本标准适用于可能产生职业病危害的建设项目的职业病危害预评价。

各行业或领域可根据《职业病危害评价通则》和本标准规定的原则制订评价细则。

2. 规范性引用文件

下列文件对于本文件的应用是必不可少的。凡是注日期的引用文件，仅注日期的版本适用于本文件。凡是不注日期的引用文件，其最新版本（包括所有的修改单）适用于本文件。

GB 5083 生产设备安全卫生设计总则

GB/T 11651 个体防护装备选用规范

GB/T 12801 生产过程安全卫生要求总则

GB/T 16758 排风罩的分类及技术条件

GB/T 18664 呼吸防护用品的选择、适用与维护

GB 18871 电离辐射防护与辐射源安全基本标准

GB 50187 工业企业总平面设计规范

GBZ 1 工业企业设计卫生标准

GBZ 2.1 工作场所有害因素职业接触限值 化学有害因素

GBZ 2.2 工作场所有害因素职业接触限值 物理因素

GBZ 158 工作场所职业病危害警示标识

GBZ 159 工作场所空气中有害物质监测的采样规范

GBZ/T 160 工作场所空气有毒物质测定

GBZ/T 181 建设项目职业病危害放射防护评价报告编制规范

GBZ 188 职业健康监护技术规范

GBZ/T 189 工作场所物理因素测量

GBZ/T 192 工作场所空气中粉尘测定

GBZ /T 196 建设项目职业病危害预评价技术导则

AQ/T 8008 职业病危害评价通则

3. 术语和定义

下列术语和定义适用于本文件。

3.1 建设项目(construction project)

新建、扩建、改建建设项目和技术改造、技术引进项目。

3.2 职业病危害(occupational hazard)

对从事职业活动的劳动者可能导致职业病及其他健康影响的各种危害。

3.3 职业病危害预评价(pre-assessment of occupational hazard)

可能产生职业病危害的建设项目,在其可行性论证阶段,对建设项目可能产生的职业病危害因素及其有害性与接触水平、职业病防护设施及应急救援设施等进行的预测性卫生学分析与评价。

3.4 职业病危害因素(occupational hazard factors)

职业活动中影响劳动者健康的、存在于生产工艺过程以及劳动过程和生产环境中的各种危害因素的统称。

3.5 职业病危害作业(operation exposed to occupational hazard factors)

劳动者在劳动过程中可能接触到职业病危害因素的作业。

3.6 职业病防护设施(facility for control occupational hazard)

是指消除或者降低工作场所的职业病危害因素的浓度或者强度,预防和减少职业病危害因素对劳动者健康的损害或者影响,保护劳动者健康的设备、设施、装置、构(建)筑物等的总称。

3.7　应急救援设施(first-aid facility)

在工作场所设置的报警装置、辐射剂量测量设备、个人剂量监测设备、现场急救用品、洗眼器、喷淋装置等冲洗设备和强制通风设备,以及应急救援使用的通讯、运输设备等。

3.8　工程分析(engineering analysis)

通过对建设项目的工程特征和卫生特征进行系统、全面的分析,了解项目所具有的工艺特点、工艺流程和卫生防护状况等,并剖析其可能存在的职业病危害因素的种类、性质及其分布。

3.9　评价单元(assessment unit)

根据建设项目或用人单位的特点和职业病危害评价的要求,将建设项目或用人单位的生产工艺、设备布置或工作场所划分成若干相对独立的部分或区域。

3.10　辅助用室(auxiliary room)

是指评价对象依据其卫生特征状况所设置的工作场所办公室、卫生用室(浴室、存衣室、盥洗室、洗衣房)、生活用室(休息室、食堂、厕所)、妇女卫生室、医务室等。

4. 评价基本原则

4.1　贯彻落实预防为主、防治结合的方针。

4.2　遵循科学、公正、客观、真实的原则。

4.3　遵循国家法律法规的有关规定。

5. 评价依据

5.1　法律、法规、规章

我国有关职业病防治的法律、法规、规章。

5.2　规范、标准

我国有关职业病防治的规范、标准。

5.3　基础依据

建设项目可行性研究的有关资料、文件等。

5.4　其他依据

建设项目有关的支持性文件、国内外文献资料及与评价工作有关的其他资料。

6. 评价范围

原则上以拟建项目可行性研究报告中提出的建设内容为准,并包括建设项目建设施工过程职业卫生管理要求的内容。对于改建、扩建建设项目和技术改造、技术引进项目,评价范围还应包括建设单位的职业卫生管理基本情况以及所有设备设施的利旧内容。

7. 评价方法

根据建设项目的具体情况,一般采用类比法、检查表分析法、辐射防护屏蔽计算法、职业病危害作业分级等方法进行综合分析以及定性和定量评价,必要时可采用其他评价方法。

职业病危害的常用评价方法按照《AQ/T 8008 职业病危害评价通则》附录A 执行。

8. 评价程序与内容

8.1　准备阶段

8.1.1　收集资料

建设项目职业病危害预评价应收集以下主要资料:

(1)项目建议书、可行性研究报告。

(2)建设项目的技术资料,主要包括:

①建设项目概况;

②生产工艺、生产设备;

③辐射源项资料;

④生产过程拟使用的原料、辅料及其用量,中间品、产品及其产量等;

⑤劳动组织与工种、岗位设置及其作业内容、作业方法等;

⑥各种设备、化学品的有关职业病危害的中文说明书;

⑦拟采取的职业病危害防护措施;

⑧有关设计图纸(建设项目区域位置图、总平面布置图等);

⑨有关职业卫生现场检测资料(类比工程);

⑩有关劳动者职业健康检查资料(类比工程);

⑪其他有关评价所需的技术资料。

(3)国家、地方、行业有关职业卫生方面的法律、法规、标准、规范。

8.1.2 选择类比企业

依据自然环境状况、生产规模、生产工艺、生产设备、生产过程中的物料与产品、职业病防护措施、管理水平等方面的相似性，选择与拟评价建设项目具有良好可比性的类比企业（对于改、扩建项目，应该优先选择原工程作为类比工程），并进行初步调查。

8.1.3 编制预评价方案

按照《建设项目职业病危害风险分类管理目录》的分类，职业病危害严重和较重的建设项目应当编制预评价方案，其他建设项目可根据预评价的需要决定是否编制评价方案。

在对收集的技术资料进行研读与初步调查分析的基础上，编制预评价方案并对其进行技术审核。评价方案应包括以下主要内容。

8.1.3.1 概述：简述评价任务由来以及建设项目性质、规模、地点等基本情况。

8.1.3.2 编制依据：列出适用于评价的法律法规、标准和技术规范等。

8.1.3.3 评价方法、范围及内容：根据建设项目的特点，确定评价范围和评价内容，选定适用的评价方法。

8.1.3.4 项目分析：初步的工程分析、辐射源项分析、职业病危害因素识别分析，并确定评价单元以及职业病危害防护措施分析的内容与要求等。

8.1.3.5 类比企业调查、检测方案：确定类比企业职业卫生调查以及收集职业病危害因素检测资料的内容与要求等；如果类比企业没有可收集的检测资料时，应确定类比企业职业病危害因素检测的项目、方法、检测点、检测对象和样品数等检测方案内容。

8.1.3.6 组织计划：主要包括评价程序、质量控制措施、工作进度、人员分工、经费概算等。

8.2 实施阶段

8.2.1 工程分析

通过工程分析明确拟建项目工程概况、生产工艺与设备布局、辐射源项概况、生产过程中的物料与产品等的名称和用（产）量、总平面布置及竖向布置、生产工艺流程和设备布局、建筑卫生学、建设施工工艺等内容的基本情况，并初步识别各评价单元可能存在的主要职业病危害因素及其来源、理化性质与分布。对于改建、扩建建设项目和技术引进、技术改造项目还应明确工程的利旧情况。

工程分析的详细内容参考见附录 A。

8.2.2　类比调查

本条款适用于采用类比法进行职业病危害预评价工作的建设项目。

8.2.2.1　类比企业职业卫生调查

主要内容包括:类比企业存在的职业病危害因素及其分布;类比企业各种职业病危害作业的工种(岗位)及其相关的工作地点(工序)、作业方法以及作业的频度与时间;类比企业职业病危害防护设施设置;类比企业个人使用职业病危害防护用品的配备与使用;类比企业应急救援设施设置及职业健康监护等。

8.2.2.2　类比企业职业病危害因素检测

尽可能收集类比企业近年主要职业病危害因素的检测资料,明确所存在职业病危害因素的分布及其浓度(强度)等。没有可收集的检测资料时,应按照确定的检测方案对类比企业存在的主要职业病危害因素进行现场检测。

8.2.3　职业病危害评价

8.2.3.1　职业病危害因素识别与评价

按照划分的评价单元,在工程分析和类比调查的基础上,识别拟建项目生产工艺过程、生产环境、劳动过程中以及建设施工过程可能存在的主要职业病危害因素及其来源、理化性质与分布,并分析其职业病危害作业的工种(岗位)、工作地点及其作业方法、接触时间与频度,以及可能引起的职业病及其他健康影响等。

按照划分的评价单元,根据类比检测结果并对照 GBZ 2.1 或 GBZ 2.2 标准等,评价各个职业病危害作业工种(岗位)及其相关工作地点的职业病危害因素的预期接触水平。对于没有类比检测数据的职业病危害因素,可根据各种定性定量分析方法,来推测其工作地点的职业病危害因素的接触水平。

当类比检测工作场所职业病危害因素的接触水平超过 GBZ 2.1 或 GBZ 2.2 标准限值时,应分析超标原因,并提出针对性的控制措施建议。

8.2.3.2　职业病防护设施分析与评价

按照划分的评价单元,分析建设项目的运行与建设施工过程可能存在的职业病危害因素发生(散)源或生产过程以及可行性研究报告中提出的相应职业病防护设施的设置状况,根据该发生(散)源或生产过程的职业病危害因素的理化性质、类比检测的接触水平以及 GB/T 16758 等相关标准要求,评价拟设置职业病防护设施的合理性与符合性,并提出针对性的防护设施设置建议。

8.2.3.3　个人使用的职业病防护用品分析与评价

按照划分的评价单元,分析建设项目的运行与建设施工过程可能存在的职业病危害作业工种(岗位)以及可行性研究报告中提出的相应防护用品的配备状况,根据该工种(岗位)及其相关工作地点的作业环境状况、职业病危害因素的理化性质、类比检测的接触水平以及 GB/T 11651 或 GB/T 18664 等相关标准要求,评价拟配备个人使用职业病防护用品的合理性与符合性,并提出针对性的防护用品配备建议。

8.2.3.4　应急救援设施分析与评价

按照划分的评价单元,分析建设项目的运行与建设施工过程可能存在的发生急性职业损伤的工作场所以及可行性研究报告中提出的相应应急救援设施的设置状况,根据该工作场所导致急性职业损伤职业病危害因素的理化性质和危害特点、可能发生泄漏(逸出)或聚积的状况以及相关职业卫生法规标准要求等,评价拟设置应急救援设施的合理性与符合性。

8.2.3.5　总体布局分析与评价

依据工程分析以及职业病危害因素识别与评价的结果,分析可行性研究报告中提出的总体布局情况,并对照 GB 50187、GB/T 12801 及 GBZ 1 等相关职业卫生法规标准要求,评价总体布局的符合性。

8.2.3.6　生产工艺及设备布局分析与评价

依据工程分析以及职业病危害因素识别与评价的结果,分析可行性研究报告中提出的生产工艺及设备布局情况,并对照 GB 5083 及 GB/T 12801 等相关职业卫生法规标准要求,评价生产工艺及设备布局的符合性。

8.2.3.7　建筑卫生学要求评价

依据工程分析以及职业病危害因素识别与评价的结果,分析可行性研究报告中提出的建筑卫生学状况,并对照 GB/T 12801 及 GBZ 1 等相关职业卫生法规标准要求,评价建筑卫生学要求的符合性。

8.2.3.8　辅助用室分析与评价

根据职业病危害因素的识别与评价确定不同车间的车间卫生特征等级,分析可行性研究报告中提出的辅助用室建设状况,并对照 GBZ 1 等相关职业卫生法规标准要求,评价工作场所办公室、卫生用室(浴室、存衣室、盥洗室、洗衣房)、生活用室(休息室、食堂、厕所)、妇女卫生室、应急救援站等辅助用室设置的符合性。

8.2.3.9　职业卫生管理分析与评价

分析拟建项目的职业卫生管理机构与人员的配置、职业卫生管理制度和操作规程、职业卫生培训、职业病危害因素检测、健康监护、警示标识设置等,根据相关职业卫生法规标准要求,评价拟采取职业卫生管理措施的符合性。

8.2.3.10　职业卫生专项投资分析与评价

分析拟建项目可行性研究报告提出的职业卫生专项投资概算，评价其满足职业卫生“三同时”、职业病防护设施设计与建设等预算需求的符合性。

8.2.4　控制职业病危害的补充措施建议

在对拟建项目全面分析、评价的基础上，针对可行性研究报告中存在的不足，综合提出控制职业病危害的具体补充措施，应尽可能明确提出各类职业病防护设施的设置地点、设施种类、技术要求等具体措施建议，以便供设计单位在编写职业病防护设施设计专篇时使用。

针对建设项目施工过程的职业卫生管理，应根据职业病危害因素、防护措施等内容的分析与评价结果，从建设工程的发包、施工组织设计、防护设施与主体工程的施工过程以及施工监理等方面，提出原则性的措施建议。

8.2.5　给出评价结论

确定拟建项目的职业病危害类别；明确拟建项目在采取了可行性研究报告和评价报告所提防护措施的前提下，是否能满足国家和地方对职业病防治方面法律、法规、标准的要求。

8.3　报告编制阶段

8.3.1　汇总实施阶段获取的各种资料、数据，完成建设项目职业病危害预评价报告书与资料性附件的编制。

8.3.2　建设项目职业病危害预评价报告书应全面、概括地反映对拟建项目预评价工作的结论性内容与结果，用语规范、表述简洁，并单独成册。

8.3.3　资料性附件应包括评价依据、评价方法、工程分析、辐射源项分析、类比调查分析与职业病危害评价的分析、检测、检查、计算等技术性过程内容，以及地理(区域)位置图、总平面布置图等原始资料和其他应该列入的有关资料。

建设项目职业病危害预评价报告书的章节和内容组成以及报告书格式参见附录B、C。

附录A　工程分析

(资料性附录)

1.工程概况：包括项目名称、性质、规模、拟建地点、自然环境概况、项目组成及主要工程内容、生产制度、岗位设置、主要技术经济指标等。

(1)项目名称：应与委托单位提供的建设项目可行性论证文件所用名称

一致。

(2)项目性质:一般分为新建、改建、扩建、技术引进和技术改造等。

(3)自然环境概况:包括拟建项目所在地区的气象条件(风向、风速、气温、相对湿度),以及是否位于自然疫源地、地方病区等与职业病危害相关的情况。

(4)建设地点:项目建设地点应按行政区划说明地理位置(经纬度)并附项目所在区域位置图。

(5)生产规模:根据项目性质分别列出产品方案和生产规模。

(6)生产制度:轮班制,全年生产作业时间以 h/a 为单位,同时说明作业天数。

(7)岗位设置:包括生产作业岗位名称及生产作业人数,辅助岗位及人数,管理人员等。

(8)项目组成及主要工程内容:包括整个建设项目范围内各子项目名称和主要工艺装置、设备设施等内容。

a. 生产装置:包括装置名称、生产规模及主要工程内容。

b. 辅助装置:包括为生产配套的各辅助装置名称、生产规模及主要工程内容。

c. 公用工程:包括给水、排水、供热、供电、供燃气工程等。

d. 总图运输:包括原料及辅料形态、燃料仓库、储罐、堆场以及码头工程、运输工程等。

(9)主要技术经济指标:主要是建设项目总的技术经济指标,包括工程总投资、工程用地面积、建筑面积、职业病防护设施投资概算等。

2. 生产过程拟使用原料、辅料的名称及用量,产品、联产品、副产品、中间品的名称和产量,健康危害说明书(中文)。

3. 总平面布置及竖向布置:从建筑卫生学和相关的勘察规划设计等方面概述布置原则,并附总平面布置和竖向布置图。

4. 生产工艺流程和设备布局

(1)生产工艺流程:包括工艺技术及其来源、生产装置的生产过程概述、辅助装置的工艺过程概述、生产装置的化学原理及主要化学反应,生产工艺及设备的先进性(机械化,密闭化、自动化及智能化程度)等。

(2)生产设备及布局:包括主要生产设备及其产生职业病危害设备的健康危害说明书(中文)以及设备布局情况。

5. 建筑卫生学:主要包括建筑物的间距、朝向、采光与照明、采暖与通风及主要建筑物(单元)的内部布局等。

6. 辐射源项概况:主要包括辐射源装置的结构、与辐射有关的主要参数、辐射源的位置分布、放射性同位素或放射性物质中核素的名称、状态、活度、能量等指标,以及不同运行状态下的主要辐射源、辐射种类、产生方式和辐射水平等,如放出放射性核素时,还应给出核素的名称、状态、活度和能量等指标。

附录B 建设项目职业病危害预评价报告书的章节与内容组成

(资料性附录)

1. **建设项目概况:**建设项目名称、性质、规模、拟建地点、建设单位、项目组成、辐射源项及主要工程内容等。对于改建、扩建建设项目和技术引进、技术改造项目,还应阐述建设单位的职业卫生管理基本情况以及工程利旧的情况。

2. **职业病危害因素及其防护措施评价:**概括拟建项目可能产生的职业病危害因素及其来源、理化性质,以及可能接触职业病危害因素作业的工种(岗位)及其相关的工作地点、作业方法、接触时间与频度、可能引起的职业病以及其他人体健康影响等。按照划分的评价单元,针对可能接触职业病危害作业的工种(岗位)及其相关工作地点,给出各个主要职业病危害因素的预期接触水平及其评价结论;针对可能存在的职业病危害因素发生(散)源或生产过程,给出拟设置的职业病防护设施及其合理性与符合性评价结论;针对可能接触职业病危害作业的工种(岗位),给出拟配备个人使用职业病防护用品及其合理性与符合性评价结论;针对可能存在的发生急性职业损伤的工作场所,给出拟设置应急救援设施及其合理性与符合性评价结论。

3. **综合性评价:**给出建设项目拟采取的总体布局、生产工艺及设备布局、辐射防护措施、建筑卫生学、辅助用室、职业卫生管理、职业卫生专项投资等及其法规符合性评价的结论,列出其中的不符合项。

4. **职业病防护措施及建议:**提出控制职业病危害的具体补充措施;给出建设项目建设施工过程职业卫生管理的措施建议。

5. **评价结论:**确定拟建项目的职业病危害类别;明确拟建项目在采取了可行性研究报告和评价报告所提防护措施的前提下,是否能满足国家和地方对职业病防治方面法律、法规、标准的要求。

附录 C　建设项目职业病危害预评价报告书的格式
（资料性附录）

封页：　　　　XXXX 建设项目职业病危害预评价报告书

报告书编号：

评价机构名称（加盖公章）：

日期：

封二：评价机构开展建设项目职业病危害评价资质证书影印件

封三：

声明

XXXX（评价机构名称）遵守国家有关法律、法规，在 XXXX 项目职业病危害预评价过程坚持客观、真实、公正的原则，并对所出具的《XXXX 项目职业病危害预评价报告》承担法律责任。

评价机构名称：（加盖公章）

法人代表：（签名）

项目负责人：应注明技术职务、资质证书号，签名

报告书编写人：应注明技术职务、资质证书号，签名

报告书审核人：应注明技术职务、资质证书号，签名

报告书签发人：应注明职务、签名

封四：目录

正文：按照目录内容编写，纸型规格 A4 纸，字体为国标仿宋体，标准 4 号，28 行/页，30 字/行。

页眉：XXXX 建设项目职业病危害预评价报告书、报告书编号，字体为国标宋体，标准小 5 号。

页脚：评价机构名称，页码（第 X 页共 XX 页），字体为国标宋体，标准小 5 号。

四、建设项目职业病危害控制效果评价导则

[说明]以下内容完全引自《AQ/T 8010—2013 建设项目职业病危害控制效果评价导则》。

前言

本标准按照 GB/T 1.1—2009 给出的规则起草。

本标准由国家安全生产监督管理总局提出。

本标准由全国安全生产标准化技术委员会防尘防毒分技术委员会(TC288/SC7)归口。

本标准起草单位:中国安全生产科学研究院、国家安全监管总局研究中心、北京劳动保护科学研究所。

本标准主要起草人:刘宝龙、张忠彬、李戬、杜欢永、郭金玉、陈建武、张伟军。

1. 范围

本标准规定了建设项目职业病危害控制效果评价的目的和基本原则、依据、范围、方法、程序、内容和报告编制等要求。

本标准适用于可能产生职业病危害的建设项目的职业病危害控制效果评价。

各行业或领域可根据《职业病危害评价通则》和本标准规定的原则制订评价细则。

2. 规范性引用文件

下列文件对于本文件的应用是必不可少的。凡是注日期的引用文件,仅注日期的版本适用于本文件。凡是不注日期的引用文件,其最新版本(包括所有的修改单)适用于本文件。

GB 5083 生产设备安全卫生设计总则

GB/T 11651 个体防护装备选用规范

GB/T 12801 生产过程安全卫生要求总则

GB/T 16758 排风罩的分类及技术条件

GB/T 18664 呼吸防护用品的选择、适用与维护

GB 18871 电离辐射防护与辐射源安全基本标准

GB 50187 工业企业总平面设计规范

GBZ 1 工业企业设计卫生标准

GBZ 2.1 工作场所有害因素职业接触限值 化学有害因素

GBZ 2.2 工作场所有害因素职业接触限值 物理因素

GBZ 158 工作场所职业病危害警示标识

GBZ 159 工作场所空气中有害物质监测的采样规范

GBZ/T 160 工作场所空气有毒物质测定

GBZ/T 181 建设项目职业病危害放射防护评价报告编制规范

GBZ 188 职业健康监护技术规范

GBZ/T 189 工作场所物理因素测量

GBZ/T 192 工作场所空气中粉尘测定

GBZ /T 197 建设项目职业病危害控制效果评价技术导则

GBZ/T 229.1 工作场所职业病危害作业分级 第一部分:生产性粉尘

GBZ/T 229.2 工作场所职业病危害作业分级 第二部分:化学物

AQ/T 8008 职业病危害评价通则

3. 术语和定义

下列术语和定义适用于本文件。

3.1 建设项目(construction project)

新建、扩建、改建建设项目和技术改造、技术引进项目。

3.2 职业病危害(occupational hazard)

对从事职业活动的劳动者可能导致的职业病及其他健康影响的各种危害。

3.3 职业病危害控制效果评价(effect-assessment for control of occupational hazard)

建设项目完工后、竣工验收前,对工作场所职业病危害因素及其接触水平、职业病防护设施与措施及其效果等做出的综合评价。

3.4 职业病危害因素(occupational hazard factors)

职业活动中影响劳动者健康的、存在于生产工艺过程以及劳动过程和生产环境中的各种危害因素的统称。

3.5 职业病危害作业(operation exposed to occupational hazard factors)

劳动者在劳动过程中可能接触到职业病危害因素的作业。

3.6 职业病危害因素接触水平(exposure level of occupational hazard factors)

从事职业病危害作业的劳动者接触某种或多种职业病危害因素的浓度或者强度。

3.7　职业病防护设施(facility for control occupational hazard)

是指消除或者降低工作场所的职业病危害因素的浓度或者强度,预防和减少职业病危害因素对劳动者健康的损害或者影响,保护劳动者健康的设备、设施、装置、构(建)筑物等的总称。

3.8　应急救援设施(first-aid facility)

在工作场所设置的报警装置、辐射剂量测量设备、个人剂量监测设备、现场急救用品、洗眼器、喷淋装置等冲洗设备和强制通风设备,以及应急救援使用的通讯、运输设备等。

3.9　评价单元(assessment unit)

根据建设项目或用人单位的特点和职业病危害评价的要求,将建设项目或用人单位的生产工艺、设备布置或工作场所划分成若干相对独立的部分或区域。

3.10　职业卫生调查(occupational health investigation)

对评价对象的职业卫生管理以及生产过程、劳动过程及工作环境的卫生学调查。

3.11　辅助用室(auxiliary room)

是指评价对象依据其卫生特征状况所设置的工作场所办公室、卫生用室(浴室、存衣室、盥洗室、洗衣房)、生活用室(休息室、食堂、厕所)、妇女卫生室、医务室等。

3.12　工作日写实(detailed record of work days)

在生产劳动现场,对从事职业病危害作业人员的整个工作日内的各种活动及其时间消耗,按时间先后的顺序连续观察、如实记录,并进行整理和分析。

4. 评价基本原则

4.1　贯彻落实预防为主、防治结合的方针。

4.2　遵循科学、公正、客观、真实的原则。

4.3　职业病危害控制效果评价应在正常生产状态下进行。

4.4　遵循国家法律法规的有关规定。

5. 评价依据

5.1　法律、法规、规章

我国有关职业病防治的法律、法规、规章。

5.2　规范、标准

我国有关职业病防治的规范、标准。

5.3　基础依据

政府监管部门审核、审查文件;建设项目设计及试运行情况的有关资料;建设项目职业病危害预评价报告书和职业病防护设施设计专篇;职业卫生调查、职业卫生检测和健康监护资料等。

5.4　其他依据

与评价工作有关的其他资料。

6. 评价范围

以建设项目实施的工程内容为准。

7. 评价方法

根据建设项目的具体情况,采用职业卫生现场调查、职业卫生检测、辐射防护屏蔽计算、检查表分析法等方法,对试运行期间职业病危害作业人员的职业病危害因素的接触水平、职业病危害防护设施效果以及职业卫生管理措施等进行评价。

职业病危害的常用评价方法按照《职业病危害评价通则》(AQ/T 8008)附录 A 执行。

8. 评价程序与内容

8.1　准备阶段

8.1.1　收集资料与初步现场调查

建设项目职业病危害控制效果评价应对项目的试运行情况进行初步现场调查,并收集以下主要资料:

1. 职业病危害预评价报告书、政府监管部门对项目在可行性研究阶段及设计阶段的审查意见。

2. 建设项目的技术资料,主要包括:

①建设项目概况;

②生产过程的物料、产品及其有关职业病危害的中文说明书;

③生产工艺;

④辐射源项;

⑤生产设备及其有关职业病危害的中文说明书;

⑥采取的职业病危害防护措施;

⑦有关设计图纸；

⑧有关职业卫生现场检测资料；

⑨有关劳动者职业健康检查资料；

⑩职业卫生管理的各类资料。

3. 项目试运行情况。

4. 国家、地方、行业有关职业卫生方面的法律、法规、标准、规范。

5. 项目建设施工期建设施工单位有关工作场所职业卫生检测与职业健康监护等相关资料。

8.1.2 编制职业病危害控制效果评价方案

按照《建设项目职业病危害风险分类管理目录》的分类，职业病危害较重和严重的建设项目应当编制控制效果评价方案，其他建设项目可根据控制效果评价的需要决定是否编制评价方案。

在对收集的有关资料进行研读与初步现场调查的基础上，编制控制效果评价方案并对其进行技术审核。评价方案应包括以下主要内容：

1. 概述：简述评价任务由来、评价目的等。

2. 编制依据：列出适用于评价的法律法规、标准和技术规范、职业病危害预评价报告书、安全生产监督管理部门对项目在可行性研究阶段及设计阶段的审查意见等。

3. 评价方法、范围及内容：根据建设项目的特点，选定适用的评价方法，确定评价范围、评价单元和评价内容。

4. 建设项目概况及试运行情况：简述建设项目性质、规模、地点等基本情况以及建设情况、试运行情况等。

5. 职业卫生调查内容：在分析预评价报告和建设项目有关资料的基础上，确定职业病危害因素及其分布、职业病防护设施与应急救援设施的设置与运行维护、个人使用的职业病防护用品的配备与使用管理、健康监护的实施与结果处置以及职业卫生管理措施的建立与实施等调查内容。

6. 职业卫生检测方案：确定职业病危害因素检测的项目、方法、检测点、检测对象和样品数等；确定所需检测的职业病防护设施及其检测的项目、方法等；确定建筑卫生学检测的方法、仪器、条件、频次、检测点设置等内容。

7. 组织计划：主要包括质量控制措施、工作进度、人员分工、经费概算等。

8.2 实施阶段

8.2.1 职业卫生调查

1. 项目概况与试运行情况调查：主要调查工程性质、规模、地点、建设施工阶段工作场所职业病危害因素检测、职业健康监护等职业卫生管理情况、"三同时"执行情况及工程试运行情况等。

2. 总体布局和设备布局调查:调查项目的总体布局和设备布局情况。

3. 职业病危害因素调查:调查生产工艺过程中存在的职业病危害因素及其来源、理化性质与分布以及生产环境和劳动过程中的职业病危害因素,开展工作日写实并调查劳动定员以及职业病危害作业的相关情况。

4. 职业病防护设施与应急救援设施调查:调查生产工艺过程、生产环境和劳动过程中存在的职业病危害因素发生(散)源或生产过程及其产生职业病危害因素的理化性质和发生(散)特点等,以及所设置各类职业病防护设施的种类、地点及运行维护状况等;调查生产工艺过程、生产环境和劳动过程中存在的可导致急性职业损伤的职业病危害因素及其理化性质和危害特点、可能发生泄漏(逸出)或聚积的工作场所等,以及所设置各类应急救援设施的种类、地点及运行维护状况等。

5. 个人使用的职业病防护用品调查:调查各类职业病危害作业工种(岗位)及其相关工作地点的环境状况、所接触职业病危害因素的理化性质、作业人员实际接触职业病危害因素状况等,以及各类职业病危害作业工种(岗位)所配备防护用品的种类、数量、性能参数、适用条件以及防护用品使用管理制度等。

6. 建筑卫生学调查:调查建筑结构、采暖、通风、空气调节、采光照明、微小气候等建筑卫生学情况。

7. 辅助用室调查:调查工作场所办公室、生产卫生室(浴室、存衣室、盥洗室、洗衣房)、生活室(休息室、食堂、厕所)、妇女卫生室、医务室等辅助用室情况。

8. 职业卫生管理情况调查:调查职业卫生管理组织机构及人员设置情况、职业病防治计划与实施方案及其执行情况、职业卫生管理制度与操作规程及执行情况、职业病危害因素定期检测制度、职业病危害的告知情况、职业卫生培训情况、职业健康监护制度、职业病危害事故应急救援预案及其演练情况、职业病危害警示标识及中文警示说明的设置状况、职业病危害申报情况、职业卫生档案管理、职业病危害防治经费等。

9. 职业健康监护情况调查:调查职业健康检查的实施范围与种类、健康监护档案管理以及职业禁忌证和职业病病人的处置情况。

8.2.2　职业卫生检测

1. 职业病危害因素检测:依据评价方案实施现场职业病危害因素检测,并按照划分的评价单元,整理和分析其所存在的职业病危害作业工种(岗位)及其相关工作地点的作业方法、接触时间与频度以及接触水平检测结果等，并分析各个职业病危害因素可能引起的职业病以及其他健康影响等。

2. 职业病防护设施检测：依据评价方案实施现场职业病防护设施检测，并按照划分的评价单元，整理和分析其所设置的职业病防护设施及其位置、性能参数的检测结果以及该工作场所职业病危害因素的检测结果等。

3. 建筑卫生学检测：依据评价方案实施现场建筑卫生学检测，并按照检测内容整理和分析检测结果。

8.2.3 职业病危害评价

1. 职业病危害因素评价

按照划分的评价单元，针对其存在的各类职业病危害作业工种（岗位）及其相关工作地点，根据职业病危害因素的检测结果并对照 GBZ 2.1 或 GBZ 2.2 标准等，评价职业病危害因素接触水平的符合性。

作业人员接触职业病危害因素的浓度或强度超过标准限值时，应分析超标原因，并提出针对性的控制措施建议。

2. 职业病防护设施评价

按照划分的评价单元，针对其设置的各类职业病防护设施，根据其职业病防护设施调查结果、作业现场职业病危害因素检测结果、职业病危害防护设施检测结果以及职业健康监护调查结果等，并对照 GB/T 16758 等相关标准要求，评价职业病防护设施设置的合理性与有效性。

工作场所职业病危害因素的浓度或强度超过 GBZ 2.1 或 GBZ 2.2 标准限值时，应分析其所设置职业病防护设施存在的问题，并提出针对性的防护设施改善建议。

3. 个人使用的职业病防护用品评价

按照划分的评价单元，针对其存在的各类职业病危害作业工种（岗位），根据其个人使用的职业病防护用品调查结果、职业病危害因素调查与检测结果以及职业健康监护调查结果，并对照 GB/T 11651 或 GB/T 18664 等相关标准要求，评价所配备个人使用职业病防护用品的符合性与有效性。

对防护用品配备存在问题的，应提出针对性地改善措施建议。

4. 总体布局与设备布局评价

根据总体布局和设备布局的调查结果，对照 GB 50187，GB/T 12801，GBZ 1，GB 5083 及 GB/T 12801 等相关职业卫生法规标准要求，评价总体布局及设备布局的符合性。

5. 建筑卫生学评价

根据建筑卫生学的调查与检测结果并对照 GB/T 12801 及 GBZ 1 等相关标准要求,评价建设项目的建筑结构、采暖、通风、空气调节、采光照明、微小气候等建筑卫生学的符合性。

6. 辅助用室评价

根据职业卫生调查确定不同车间的车间卫生特征等级,结合辅助用室调查结果并对照 GBZ 1 等相关职业卫生法规标准要求,评价建设项目的工作场所办公室、生产卫生室(浴室、存衣室、盥洗室、洗衣房)、生活室(休息室、食堂、厕所)、妇女卫生室、医务室等辅助用室的符合性。

7. 职业卫生管理评价

根据职业卫生管理情况的调查结果,对照相关职业卫生法规标准要求,评价建设项目及其建设施工阶段各项职业卫生管理内容的符合性。

8. 职业健康监护评价

根据职业健康监护调查结果和职业病危害因素调查结果等,对照相关职业卫生法规标准要求,评价职业健康检查的实施、职业健康监护档案的管理以及检查结果的处置等的符合性。

8.2.4　提出措施建议

在对建设项目全面分析、评价的基础上,针对试运行阶段存在的职业病防护措施的不足,从职业卫生管理、职业病防护设施、个体防护、职业健康监护、应急救援等方面,综合提出控制职业病危害的具体补充措施与建议,以便建设单位在整改过程中予以实施。

8.2.5　给出评价结论

在全面总结评价工作的基础上,归纳建设项目的职业病危害因素及其接触水平、职业病防护设施、个人使用的职业病防护用品、建筑卫生学及辅助用室、职业卫生管理等的评价结果,指出存在的主要问题,对该建设项目职业病危害控制效果做出总体评价,并阐明是否达到建设项目职业病防护设施竣工验收的条件。

8.3　报告编制阶段

8.3.1　汇总实施阶段获取的各种资料、数据,完成建设项目职业病危害控制效果评价报告书与资料性附件的编制。

8.3.2　建设项目职业病危害控制效果评价报告书应全面、概括地反映对建项目控制效果评价工作的结论性内容与结果,用语规范、表述简洁,并单独成册。

8.3.3　资料性附件应包括评价依据、职业卫生调查分析、辐射源项分析、职业病危害因素的有害性分析、职业病危害因素与建筑卫生学等检测过程、数据计算过程以及其他评价内容的调查、分析过程等技术性过程内容，以及建设项目立项文件、地理(区域)位置图、总平面布置图等原始资料和其他应该列入的有关资料。

建设项目职业病危害控制效果评价报告书的章节和内容组成以及报告书格式参见附录A和附录B。

附录A　建设项目职业病危害控制效果评价报告书的章节与内容组成

(资料性附录)

1. **建设项目概况**：建设项目名称、性质、规模、拟建地点、建设单位、项目组成、辐射源项、主要工程内容、试运行情况、职业病防护设施设计专篇的建设施工落实情况以及建设项目建设施工过程职业卫生管理情况的简介等。

2. **职业病危害评价**：按照划分的评价单元，针对接触职业病危害作业的工种(岗位)及其相关工作地点，给出各个主要职业病危害因素的接触水平及其评价结论；针对职业病危害因素的发生(散)源或生产过程，给出所设置的职业病防护设施及其合理性与有效性评价结论；针对接触职业病危害作业的工种(岗位)，给出所配备的个人使用职业病防护用品及其符合性与有效性评价结论；针对可能发生急性职业损伤的工作场所，给出所设置应急救援设施及其合理性与符合性评价结论。给出建设项目所采取的总体布局、生产工艺及设备布局、建筑卫生学、辅助用室、应急救援措施、职业卫生管理、职业健康监护等及其法规符合性评价的结论，列出其中的不符合项。

3. **措施及建议**：针对建设项目试运行阶段存在的不足，提出控制职业病危害的具体补充措施与建议。

4. **评价结论**：明确建设项目是否能满足国家和地方对职业病防治方面法律、法规、标准的要求，明确是否具备了职业病防护设施竣工验收条件。

附录 B　建设项目职业病危害控制效果评价报告书的格式
（资料性附录）

封页：XXXX 建设项目职业病危害控制效果评价报告书

报告书编号：

评价机构名称（加盖公章）：

日期：

封二：评价机构开展建设项目职业病危害控制效果评价资质证书影印件

封三：

声明

XXXX（评价机构名称）遵守国家有关法律、法规，在 XXXX 项目职业病危害控制效果评价过程坚持客观、真实、公正的原则，并对所出具的《XXXX 项目职业病危害控制效果评价报告》承担法律责任。

评价机构名称：（加盖公章）

法人代表：（签名）

项目负责人：姓名、技术职务、资质证书号，签名

报告书编写人：姓名、技术职务、资质证书号，签名

报告书审核人：姓名、技术职务、资质证书号，签名

报告书签发人：姓名，签名

封四：目录

正文：按照目录内容编写，纸型规格 A4 纸，字体为国标仿宋体，标准 4 号，28 行/页，30 字/行。

页眉：XXXX 建设项目职业病危害控制效果评价报告书、报告书编号，字体为国标宋体，标准小 5 号。

页脚：评价机构名称，页码（第 X 页，共 XX 页），字体为国标宋体，标准小 5 号。

五、中国船舶重工集团公司军工建设项目职业卫生“三同时”工作的实施办法

［说明］以下内完全引自《中国船舶重工集团公司军工建设项目职业卫生“三同时”工作的实施办法》(船重生〔2015〕557 号)。

第一章　总　　则

第一条　为规范集团公司军工建设项目职业卫生“三同时”管理工作，根据《中华人民共和国职业病防治法》《建设项目职业卫生“三同时”监督管理暂行办法》(国家安全监管总局令第 51 号)《国家安全监管总局　国家国防科工局关于对军工建设项目职业卫生“三同时”实行归口监督管理的通知》(安监总健［2014］111 号)《国防科工局关于加强军工建设项目职业卫生“三同时”工作的通知》(科工安密［2015］242 号)及有关要求，制定本办法。

第二条　本办法适用于由国防科工局(含原国防科工委)审批、核准或审查后报国务院审批，全部或部分使用中央财政资金的建设项目。

第三条　军工建设项目职业卫生“三同时”工作，应遵循“政府监管、企业负责、分类管理、客观公正、恪守时限、安全保密”的原则。

第四条　本办法所称职业病防护设施，是指消除或者降低工作场所的职业病危害因素的浓度或者强度，预防和减少职业病危害因素对劳动者健康的损害或者影响，保护劳动者健康的设备、设施、装置、构(建)筑物的总称。

第五条　建设项目职业病防护设施必须与主体工程同时设计、同时施工、同时投入生产和使用(即职业卫生“三同时”)。职业病防护设施所需费用应纳入建设项目工程预算。

第二章　职 责 分 工

第六条　集团公司规划发展部负责将国防科工局批复立项的军工建设项目的各阶段进度安排，及时通知集团公司生产经营部和集团公司安全评审中心(以下简称“安全评审中心”)。

第七条　集团公司生产经营部负责集团项目职业卫生“三同时”工作的组织实施和管理，履行以下职责：

(一)检查指导集团项目职业卫生“三同时”的内审工作并督查进度；

（二）负责集团项目职业危害预评价报告、职业病防护设施设计专篇的备案；

（三）负责一般类集团项目的职业病防护设施竣工备案；

（四）组织较重类集团项目的职业病防护设施竣工验收并负责备案及相关工作；

（五）组织严重类集团项目的职业病防护设施竣工验收并上报备案；

（六）向国防科工局报告集团项目职业卫生"三同时"年度执行情况。

第八条 安全评审中心负责开展集团公司军工建设项目职业卫生"三同时"工作的具体组织实施和管理，履行以下职责：

（一）按照集团公司工作部署，指导建设单位开展军工建设项目职业卫生"三同时"的内审工作，并按要求开展抽审工作；

（二）具体组织开展军工建设项目职业病危害预评价报告、职业病防护设施设计专篇及职业病危害一般类项目的防护设施竣工备案工作；

（三）具体组织开展职业病危害较重和严重类军工建设项目职业病防护设施竣工验收及备案相关工作；

（四）向集团公司报送职业卫生"三同时"年度执行情况；

（五）组织开展集团公司职业卫生评审专家和成员单位相关管理人员职业卫生"三同时"的业务培训工作；

（六）建立健全集团公司军工建设项目职业卫生"三同时"管理相关制度和工作程序，做好档案管理工作；

（七）完成集团公司交办的其他相关工作。

第九条 建设单位是军工建设项目职业卫生"三同时"实施及管理的责任主体，履行以下职责：

（一）建立健全本单位建设项目职业卫生"三同时"管理制度，完善职责分工，严格目标考核和责任追究；

（二）严格按照本办法相关规定，认真做好军工建设项目职业病危害预评价、职业病防护设施设计以及职业病危害控制效果评价报告等委托编制、内审、自验收和相关备案申请工作，从源头上预防、控制和消除军工建设项目可能产生的职业病危害；

（三）配合集团公司和安全评审中心完成军工建设项目职业卫生"三同时"的抽审、审查、现场验收等相关工作；

（四）组织开展本单位职业卫生"三同时"管理的培训工作；

（五）及时向集团公司报告本单位建设项目实施进展情况，并于每年1月5

个工作日内，将上一年度军工建设项目职业卫生“三同时”执行情况报安全评审中心；

（六）持续做好军工建设项目正式投产后的职业卫生管理工作。

第三章　分类管理

第十条　军工建设项目的职业病危害风险类别，应由建设单位在项目可行性论证阶段，委托具有相应资质的职业卫生技术服务机构进行认定。

第十一条　职业卫生技术服务机构应依据《建设项目职业病危害分类管理目录》（安监总安健〔2012〕73 号）和《职业病危害因素分类目录》（卫法监发〔2002〕63 号），结合实际可能产生职业病危害的因素种类和风险程度，将认定产生职业病危害的军工建设项目分为职业病危害一般、较重、严重三类；未达到风险级别的，认定为不产生职业病危害的军工建设项目。

认定结果为产生职业病危害的军工建设项目，建设单位应进行职业病危害预评价、职业病防护设施设计和职业病防护设施竣工验收，并向集团公司申请备案和竣工验收。

认定结果为不产生职业病危害的军工建设项目，建设单位应填报“不产生职业病危害项目登记表”，并报送安全评审中心进行形式审查。通过审查的，安全评审中心向集团公司生产经营部提交“军工建设项目职业卫生‘三同时’工作申报表”。集团公司生产经营部据此出具备案通知书。此类项目不再进行职业病危害预评价、职业病防护设施设计和职业病防护设施竣工验收。审查不合格的，安全评审中心应向建设单位出具补正通知书，并说明原因。

第四章　军工建设项目职业病危害预评价管理要求

第十二条　产生职业病危害的军工建设项目，建设单位应在项目可行性论证阶段委托具有相应资质的职业卫生技术服务机构编制职业病危害预评价报告。

建设项目职业病危害预评价报告应满足《建设项目职业卫生“三同时”监督管理暂行办法》（国家安全监管总局令第 51 号）第十条相关内容要求。

第十三条　建设单位应对职业病危害预评价报告进行内审，并对职业病危害预评价报告的真实性和合法性负责。内审环节应有本单位职业卫生管理部门的审查意见。建设单位应在内审前 10 个工作日告知安全评审中心，对于未按期告知的建设单位，集团公司认定内审无效。

安全评审中心受集团公司委托可对建设单位的内审过程进行检查或组织

抽审,抽审应与内审合并进行。建设单位内审应形成内审意见报告。

第十四条　建设单位在内审结束并整改后,应向安全评审中心提交职业病危害预评价报告备案申请。安全评审中心收到备案申请后,应于5个工作日内对备案申请和预评价报告进行形式审查。通过审查的,安全评审中心向集团公司生产经营部报送军工建设项目职业卫生“三同时”工作申报表,提出予以备案建议。集团公司生产经营部据此出具备案通知书,审查不合格的,安全评审中心应向建设单位出具补正通知书,并说明原因。

职业病危害较重的军工建设项目,集团公司生产经营部应将职业病危害预评价报告备案通知书同时抄送相关省级国防科技工业管理部门。

职业病危害严重的军工建设项目,集团公司应将职业病危害预评价报告备案通知书同时抄送国防科工局。

第十五条　军工建设项目职业病危害预评价报告完成备案后,建设项目选址、生产规模、工艺或者职业病危害因素种类、职业病防护设施等发生重大变更的,建设单位应对变更内容重新进行职业病危害预评价,重新办理相应备案手续。

第十六条　建设单位应将职业病危害预评价报告交设计单位,作为军工建设项目职业病防护设施设计的依据。

第五章　军工建设项目职业病防护设施设计管理要求

第十七条　产生职业病危害的军工建设项目,建设单位应在项目初步设计阶段委托具有相应资质的设计单位编制职业病防护设施设计专篇;对于未委托具有相应资质的设计单位编制职业病防护设施设计专篇的,集团公司对该项目不予备案或验收。

建设项目职业病防护设施设计专篇应满足《建设项目职业卫生“三同时”监督管理暂行办法》(国家安全监管总局令第51号)第十七条相关内容要求。

第十八条　建设单位应对职业病防护设施设计专篇进行内审,并对职业病防护设施设计的真实性、合法性和实用性负责。内审环节应有本单位职业卫生管理部门的审查意见。建设单位应在内审前10个工作日告知安全评审中心,对于未按期告知的建设单位,集团公司认定内审无效。

安全评审中心受集团公司委托可对建设单位的内审过程进行检查或组织抽审,抽审应与内审合并进行。建设单位内审应形成内审意见报告。

第十九条　职业病危害一般和职业病危害较重的军工建设项目,建设单位应当在完成职业病防护设施设计专篇内审后,按照有关规定组织职业病防护设施的施工。

第二十条 职业病危害严重的军工建设项目,建设单位应向安全评审中心提交职业病防护设施设计备案申请。安全评审中心收到备案申请后,应于5个工作日内对备案申请和设计专篇报告进行形式审查。通过审查的,安全评审中心向集团公司提交军工建设项目职业卫生"三同时"工作申报表,提出予以备案建议。集团公司生产经营部据此出具备案通知书,审查不合格的,安全评审中心应向建设单位出具补正通知书,并说明原因。建设单位应按要求完成整改后重新提交备案申请。

未经备案的,建设单位不得进行施工。

第二十一条 职业病危害严重的军工建设项目职业病防护设施设计备案后,建设项目生产规模、工艺或者职业病危害因素种类等发生重大变更的,建设单位应根据变更的内容重新进行职业病防护设施设计,重新进行内审,并在变更之日起30日内向集团公司重新申请备案。

第六章　军工建设项目职业病防护设施竣工验收管理要求

第二十二条 军工建设项目职业病防护设施应由取得相应资质的施工单位负责施工;军工建设项目职业病防护设施交由未取得相应资质的施工单位负责施工的,集团公司对该项目不予备案或验收。

施工单位应按照职业病防护设施设计和有关施工技术标准、规范进行施工,并对职业病防护设施的工程质量负责。

工程监理单位、监理人员应按照法律法规和工程建设强制性标准,对职业病防护设施施工情况进行监理,并对工程质量承担监理责任。

第二十三条 军工建设项目完工后需要进行试运行的,其配套建设的职业病防护设施必须与主体工程同时投入试运行。试运行时间不少于30天,不超过180天,国家有关部门另有规定或者特殊要求的行业除外。

试运行期间,建设单位应委托具有相应资质的职业卫生技术服务机构对职业病防护设施运行的情况和工作场所的职业病危害因素进行检测,并编制职业病危害控制效果评价报告。

建设项目不需要试运行的,应在其施工完成后委托具有相应资质的职业卫生技术服务机构编制职业病危害控制效果评价报告。

职业病危害控制效果评价报告内容应符合《建设项目职业病危害控制效果评价报告编制要求》(ZW—JB—2014—003)等标准规范要求。

第二十四条 建设单位应对职业病危害控制效果评价报告进行内审,同时对职业病防护设施进行自验收，出具内审意见报告和自验收报告，并对职业病危害控制效果评价报告的真实性、合法性以及职业病防护设施的有效性负责。内审和自验收环节应有本单位职业卫生管理部门的审查意见。

第二十五条　职业病危害一般的军工建设项目，建设单位在完成自验收后，应向安全评审中心提交职业病防护设施竣工验收备案申请。安全评审中心收到备案申请后，应于5个工作日内对备案申请和控制效果评价报告进行形式审查，通过审查的，安全评审中心向集团公司提交军工建设项目职业卫生“三同时”工作申报表，提出予以备案建议。集团公司生产经营部据此出具备案通知书，审查不合格的，安全评审中心应向建设单位出具补正通知书，并说明原因。

第二十六条　职业病危害较重和严重的军工建设项目，建设单位在完成自验收后，应向安全评审中心提交职业病防护设施竣工验收申请。安全评审中心收到验收申请后，应于5个工作日内对验收申请和控制效果评价报告进行形式审查。符合验收申请要求的，安全评审中心在10个工作日内组织专家对职业病危害控制效果评价报告进行审查，并对职业病防护设施进行现场验收，出具竣工验收意见。不符合验收申请要求的，安全评审中心书面通知建设单位，并说明理由，不予安排竣工验收。

对职业病危害控制效果评价报告审查和职业病防护设施现场验收的结论有通过验收和不通过验收两种情形。不通过现场验收的，建设单位应立即进行整改，整改后重新提交验收申请。

第二十七条　职业病危害较重的军工建设项目职业卫生“三同时”验收过程，应邀请当地省级国防科技工业管理部门参加。职业病危害严重的军工建设项目验收过程，应邀请国防科工局参加。

第二十八条　通过竣工验收且完成整改的职业病危害较重的军工建设项目，安全评审中心应在5个工作日内向集团公司报送军工建设项目职业卫生“三同时”工作申报表，向集团公司生产经营部提出予以备案建议。集团公司生产经营部据此出具备案通知书，并抄送省级国防科技工业管理部门。

第二十九条　通过竣工验收且完成整改的职业病危害严重的军工建设项目，安全评审中心应在5个工作日内向集团公司报送军工建设项目职业卫生“三同时”工作申报表，向集团公司提出予以备案建议。集团公司生产经营部据此向国防科工局提交备案申请，由国防科工局审查通过后出具验收备案通知书。

第三十条　分期建设、分期投入使用的军工建设项目，其职业病防护设施应当分期进行验收。

第三十一条 军工建设项目未经职业病防护设施竣工验收(备案)的,不得投入生产或使用。

第七章 监督管理

第三十二条 建设单位应委托国防科工局发布的《军工建设项目职业卫生“三同时”技术服务机构备案名录》内的机构承担军工建设项目职业卫生“三同时”技术服务工作。

第三十三条 内审(抽审)、自验收和竣工验收应成立专家组,成员应由工程技术专家、职业卫生管理人员以及职业卫生评审专家组成,总数不少于5人,其中职业卫生评审专家不得少于3人。

第三十四条 职业卫生评审专家应是国防科工局备案认定的国防科技工业职业卫生评审专家,或国家安全监管总局职业卫生专家库成员。

第三十五条 职业卫生评审专家实行回避制度,建设单位及参加建设单位有关工作的专家,不得参与该军工建设项目职业卫生“三同时”的内审(抽审)、自验收和竣工验收工作。

第三十六条 职业卫生技术服务机构、设计单位及专家组成员应与建设单位签订保密承诺书,严格保守所知悉的国家秘密和商业秘密。

第三十七条 参与军工建设项目职业卫生“三同时”工作的单位和人员应当严格遵守有关保密规定,对各类文件进行管理和报送。

第三十八条 参与军工建设项目职业卫生“三同时”工作的人员应当严格遵守有关廉政规定,不得借机谋取私利。

第三十九条 集团公司对成员单位职业病危害预评价、职业病防护设施设计和竣工阶段工作进行抽查。对程序不合规、内审结论失实的,责令建设单位重新进行职业病危害预评价、职业病防护设施设计和竣工验收。

第八章 附则

第四十条 以集团公司机关为法人单位的军工建设项目职业卫生“三同时”由国防科工局办理。

第四十一条 本办法由集团公司生产经营部负责解释。

第四十二条 本办法自即日起施行。

六、国家安全监管总局关于公布建设项目职业病危害风险分类管理目录(2012 年版)的通知

[说明]以下内容完全引自《国家安全监管总局关于公布建设项目职业病危害风险分类管理目录(2012 年版)的通知》(安监总安健〔2012〕73 号)。

各省、自治区、直辖市及新疆生产建设兵团安全生产监督管理局,各省级煤矿安全监察局,有关中央企业:

为加强建设项目职业卫生“三同时”的监督管理工作,根据《中华人民共和国职业病防治法》第十七条及《建设项目职业卫生“三同时”监督管理暂行办法》(国家安全监管总局令第 51 号)第六条的规定,国家安全监管总局组织编制了《建设项目职业病危害风险分类管理目录(2012 年版)》(以下简称《目录》),现予公布,并就有关事项通知如下:

(一)《目录》是指导安全生产监督管理部门实行建设项目职业卫生“三同时”分类监督管理的依据,各级安全生产监督管理部门应按照《建设项目职业卫生“三同时”监督管理暂行办法》和《目录》对建设项目职业卫生“三同时”工作实施监督管理,并指导建设单位和职业卫生技术服务机构开展建设项目职业病危害评价工作。

(二)《目录》是在综合考虑《职业病危害因素分类目录》所列各类职业病危害因素及其可能产生的职业病和建设项目可能产生职业病危害的风险程度的基础上,按照《国民经济行业分类》(GB/T 4754—2011),对可能存在职业病危害的主要行业进行的分类。《目录》由国家安全监管总局定期修订公布。

在实际运用中,如果建设项目拟采用的原材料、主要生产工艺和产品等可能产生的职业病危害的风险程度,与其在《目录》中所列行业职业病危害的风险程度有明显区别的,建设单位和职业卫生技术服务机构可以通过职业病危害预评价作出综合判断,根据评价结果确定该建设项目职业病危害的风险类别。

(三)各省级安全生产监督管理部门可以根据本地区建设项目职业卫生“三同时”工作的实际情况,对《目录》作出调整补充。

国家安全监管总局

二〇一二年五月三十一日

建设项目职业病危害风险分类管理目录

序号	类别名称	严重	较重	一般
一	采矿业			
（一）	煤炭开采和洗选业			
1	烟煤和无烟煤开采洗选	√		
2	褐煤开采洗选	√		
3	其他煤采选	√		
（二）	石油和天然气开采业			
1	石油开采	√		
2	高含硫化氢气田开采	√		
3	其他天然气开采		√	
（三）	黑色金属矿采选业			
1	铁矿采选	√		
2	锰矿、铬矿采选	√		
3	其他黑色金属矿采选	√		
（四）	有色金属矿采选业			
1	常用有色金属矿采选	√		
2	贵金属矿采选	√		
3	稀有稀土金属矿采选	√		
（五）	非金属矿采选业			
1	土砂石开采	√		
2	化学矿开采	√		
3	采盐（井工开采）	√		
4	采盐（其他方式）		√	
5	石棉及其他非金属矿采选	√		
6	石英砂开采及加工	√		

建设项目职业病危害风险分类管理目录(续1)

序号	类别名称	严重	较重	一般
(六)	其他采矿业		√	
二	制造业			
(一)	农副食品加工业			
1	谷物磨制		√	
2	饲料加工		√	
3	植物油加工			√
4	制糖业			√
5	屠宰及肉类加工		√	
(二)	食品制造业			√
(三)	酒制造业		√	
(四)	烟草制品业		√	
(五)	纺织业			
1	棉纺织及印染精加工		√	
2	毛纺织及染整精加工		√	
3	麻纺织及染整精加工		√	
4	丝绢纺织及印染精加工		√	
5	化纤织造及印染精加工		√	
7	家用纺织制成品制造			√
(六)	纺织服装、服饰业			√
(七)	皮革、毛皮、羽毛及其制品和制鞋业			
1	皮革鞣制加工	√		
2	皮革制品制造	√		
3	毛皮鞣制及制品加工	√		
4	羽毛(绒)加工及制品制造		√	

建设项目职业病危害风险分类管理目录(续2)

序号	类别名称	严重	较重	一般
5	制鞋业	√		
(八)	木材加工和木制品业			
1	木材加工		√	
2	人造板制造	√		
3	木制品制造			√
(九)	家具制造业			
1	木质家具制造	√		
2	竹、藤家具制造		√	
3	金属家具制造		√	
(十)	造纸和纸制品业			
1	纸浆制造	√		
2	造纸		√	
3	纸制品制造			√
(十一)	印刷业		√	
(十二)	石油加工、炼焦和核燃料加工业			
1	精炼石油产品制造	√		
2	炼焦	√		
3	核燃料加工	√		
(十三)	化学原料和化学制品制造业			
1	基础化学原料制造	√		
2	肥料制造	√		
3	农药制造	√		
4	涂料、油墨、颜料及类似产品制造	√		
5	合成材料制造	√		

建设项目职业病危害风险分类管理目录(续3)

序号	类别名称	严重	较重	一般
6	专用化学产品制造	√		
7	炸药、火工及焰火产品制造	√		
8	日用化学产品制造		√	
(十四)	医药制造业			
1	化学药品原料药制造	√		
2	化学药品制剂制造		√	
3	中药饮片加工		√	
4	中成药生产		√	
5	兽用药品制造		√	
6	生物药品制造		√	
7	卫生材料及医药用品制造			√
(十五)	化学纤维制造业			
1	纤维素纤维原料及纤维制造	√		
2	合成纤维制造	√		
(十六)	橡胶和塑料制品业			
1	橡胶制品业	√		
2	塑料制品业			√
(十七)	非金属矿物制品业			
1	水泥、石灰和石膏制造	√		
2	石膏、水泥制品及类似制品制造	√		
3	砖瓦、石材等建筑材料制造	√		
4	玻璃制造	√		
5	玻璃制品制造	√		
6	玻璃纤维和玻璃纤维增强塑料制品制造	√		

建设项目职业病危害风险分类管理目录(续4)

序号	类别名称	严重	较重	一般
7	陶瓷制品制造	√		
8	耐火材料制品制造	√		
9	石墨及其他非金属矿物制品制造	√		
(十八)	黑色金属冶炼和压延加工业			
1	炼铁	√		
2	炼钢	√		
3	黑色金属铸造	√		
4	钢压延加工		√	
5	铁合金冶炼	√		
(十九)	有色金属冶炼和压延加工业			
1	常用有色金属冶炼	√		
2	贵金属冶炼	√		
3	稀有稀土金属冶炼	√		
4	有色金属合金制造	√		
5	有色金属铸造	√		
6	有色金属压延加工		√	
(二十)	金属制品业		√	
(二十一)	通用设备制造业		√	
(二十二)	专用设备制造业		√	
(二十三)	汽车制造业		√	
(二十四)	铁路、船舶、航空航天和其他运输设备制造业		√	
(二十五)	电气机械和器材制造业		√	
(二十六)	计算机、通信和其他电子设备制造业		√	
(二十七)	仪器仪表制造业			√

建设项目职业病危害风险分类管理目录(续5)

序号	类别名称	严重	较重	一般
(二十八)	其他制造业			
1	日用杂品制造			√
2	煤制品制造		√	
3	核辐射加工	√		
4	其他未列明制造业		√	
(二十九)	废弃资源综合利用业			
1	金属废料和碎屑加工处理		√	
2	非金属废料和碎屑加工处理		√	
(三十)	金属制品、机械和设备修理业		√	
三	电力、热力、燃气及水生产和供应业			
(一)	电力、热力生产和供应业			
1	火力发电(燃煤发电)	√		
2	核力发电	√		
3	其他电力生产		√	
4	电力供应			√
5	热力生产和供应		√	
(二)	燃气生产和供应业			
1	燃气生产	√		
2	燃气供应			√
(三)	水的生产和供应业			
1	自来水生产和供应			√
2	污水处理及其再生利用		√	
3	其他水的处理、利用和分配		√	
四	交通运输、仓储业			

建设项目职业病危害风险分类管理目录(续6)

序号	类别名称	严重	较重	一般
(一)	铁路、水上、航空运输业			
1	货运火车站		√	
2	货运港口		√	
3	机场			√
(二)	管道运输业			√
(三)	装卸搬运和运输代理业			
1	装卸搬运		√	
(四)	仓储业			
1	谷物、棉花等农产品仓储		√	
2	其他仓储业		√	
五	科学研究和技术服务业			
(一)	研究和试验发展			√
六	水利、环境和公共设施管理业			
(一)	生态保护和环境治理业			
1	固体废物治理		√	
2	危险废物治理	√		
3	放射性废物治理	√		
4	环境卫生管理(生活垃圾处理)		√	
七	居民服务、修理和其他服务业		√	
(一)	居民服务业			
1	洗染服务		√	
(二)	机动车、电子产品和日用产品修理业			
1	汽车、摩托车修理与维护		√	
八	农、林、牧、渔业			
(一)	畜牧业			

七、职业病危害因素分类目录

[说明]以下内容全部引自《职业病危害因素分类目录》(卫法监发〔2002〕63号)。

(一)粉尘类

(1)矽尘(游离二氧化硅含量超过10%的无机性粉尘)
可能导致的职业病:矽肺。
(2)煤尘(煤矽尘)
可能导致的职业病:煤工尘肺。
(3)石墨尘
可能导致的职业病:石墨尘肺。
(4)炭黑尘
可能导致的职业病:炭黑尘肺。
(5)石棉尘
可能导致的职业病:石棉肺。
(6)滑石尘
可能导致的职业病:滑石尘肺。
(7)水泥尘
可能导致的职业病:水泥尘肺。
(8)云母尘
可能导致的职业病:云母尘肺。
(9)陶瓷尘
可能导致的职业病:陶瓷尘。
(10)铝尘(铝、铝合金、氧化铝粉尘)
可能导致的职业病:铝尘肺。
(11)电焊烟尘
可能导致的职业病:电焊工尘肺。
(12)铸造粉尘
可能导致的职业病:铸工尘肺。
(13)其他粉尘
可能导致的职业病:其他尘肺。

(二)放射性物质类

电离辐射包含X射线、r射线等。

可能导致的职业病:外照射急性放射病、外照射亚急性放射病、外照射慢性放射病、内照射放射病、放射性皮肤疾病、放射性白内障、放射性肿瘤、放射性骨损伤、放射性甲状腺疾病、放射性性腺疾病、放射复合伤、根据《放射性疾病诊断总则》可以诊断的其他放射性损伤。

(三)化学物质类

(1)铅及其化合物(铅尘、铅烟、铅化合物,不包括四乙基铅)

可能导致的职业病:铅及其化合物。

(2)汞及其化合物(汞、氯化高汞、汞化合物)

可能导致的职业病:汞及其化合物中毒。

(3)锰及其化合物(锰烟、锰尘、锰化合物)

可能导致的职业病:锰及其化合物中毒。

(4)镉及其化合物

可能导致的职业病:镉及其化合物中毒。

(5)铍及其化合物

可能导致的职业病:铍病。

(6)铊及其化合物

可能导致的职业病:铊及其化合物中毒。

(7)钡及其化合物

可能导致的职业病:钡及其化合物中毒。

(8)钒及其化合物

可能导致的职业病:钒及其化合物中毒。

(9)磷及其化合物(不包括磷化氢、磷化锌、磷化铝)

可能导致的职业病:磷及其化合物中毒。

(10)砷及其化合物(不包括砷化氢)

可能导致的职业病:砷及其化合物中毒。

(11)铀

可能导致的职业病:铀中毒。

(12)砷化氢

可能导致的职业病:砷化氢中毒。

(13)氯气

可能导致的职业病:氯气中毒。

(14)二氧化硫

可能导致的职业病:二氧化硫中毒。

(15)光气

可能导致的职业病:光气中毒。

(16)氨

可能导致的职业病:氨中毒。

(17)偏二甲基肼

可能导致的职业病:偏二甲基肼中毒。

(18)氮氧化合物

可能导致的职业病:氮氧化合物中毒。

(19)一氧化碳

可能导致的职业病:一氧化碳中毒。

(20)二氧化碳

可能导致的职业病:二氧化碳中毒。

(21)硫化氢

可能导致的职业病:硫化氢中毒。

(22)磷化氢、磷化锌、磷化铝

可能导致的职业病:磷化氢、磷化锌、磷化铝中毒。

(23)氟及其化合物

可能导致的职业病:工业性氟病。

(24)氰及腈类化合物

可能导致的职业病:氰及腈类化合物中毒。

(25)四乙基铅

可能导致的职业病:四乙基铅中毒。

(26)有机锡

可能导致的职业病:有机锡中毒。

(27)羰基镍

可能导致的职业病:羰基镍中毒。

(28)苯

可能导致的职业病:苯中毒。

(29)甲苯

可能导致的职业病:甲苯中毒。

(30)二甲苯

可能导致的职业病:二甲苯中毒。

(31)正已烷

可能导致的职业病:正已烷中毒。

(32)汽油

可能导致的职业病:汽油中毒。

(33)一甲胺

可能导致的职业病:一甲胺中毒。

(34)有机氟聚合物单体及其热裂解物

可能导致的职业病:有机氟聚合物单体及其热裂解物中毒。

(35)二氯乙烷

可能导致的职业病:二氯乙烷中毒。

(36)四氯化碳

可能导致的职业病:四氯化碳中毒。

(37)氯乙烯

可能导致的职业病:氯乙烯中毒。

(38)三氯乙烯

可能导致的职业病:三氯乙烯中毒。

(39)氯丙烯

可能导致的职业病:氯丙烯中毒。

(40)氯丁二烯

可能导致的职业病:氯丁二烯中毒。

(41)苯胺、甲苯胺、二甲苯胺、N,N-二甲基苯胺、二苯胺、硝基苯、硝基甲苯、对硝基苯胺、二硝基苯、二硝基甲苯

可能导致的职业病:苯的氨基及硝基化合物(不包括三硝基甲苯)中毒。

(42)三硝基甲苯

可能导致的职业病:三硝基甲苯中毒。

(43)甲醇

可能导致的职业病:甲醇中毒。

(44)酚

可能导致的职业病:酚中毒。

(45)五氯酚

可能导致的职业病:五氯酚中毒。

(46)甲醛

可能导致的职业病:甲醛中毒。

(47)硫酸二甲酯

可能导致的职业病:硫酸二甲酯中毒。

(48)丙烯酰胺

可能导致的职业病:丙烯酰胺中毒。

(49)二甲基甲酰胺

可能导致的职业病:二甲基甲酰胺中毒。

(50)有机磷农药

可能导致的职业病:有机磷农药中毒。

(51)氨基甲酸酯类农药

可能导致的职业病:氨基甲酸酯类农药中毒。

(52)杀虫脒

可能导致的职业病:杀虫脒中毒。

(53)溴甲烷

可能导致的职业病:溴甲烷中毒。

(54)拟除虫菊酯类

可能导致的职业病:拟除虫菊酯类农药中毒。

(55)导致职业性中毒性肝病的化学类物质:二氯乙烷、四氯化碳、氯乙烯、三氯乙烯、氯丙烯、氯丁二烯、苯的氨基及硝基化合物、三硝基甲苯、五氯酚、硫酸二甲酯

可能导致的职业病:职业性中毒性肝病。

(56)根据职业性急性中毒诊断标准及处理原则总则可以诊断的其他职业性急性中毒的危害因素

（四）物理因素

（1）高温
可能导致的职业病：中暑。
（2）高气压
可能导致的职业病：减压病。
（3）低气压
可能导致的职业病：高原病、航空病。
（4）局部振动
可能导致的职业病：手臂振动病。

（五）生物因素

（1）炭疽杆菌
可能导致的职业病：炭疽。
（2）森林脑炎
可能导致的职业病：森林脑炎。
（3）布氏杆菌
可能导致的职业病：布氏杆菌病。

（六）导致职业性皮肤病的危害因素

（1）导致接触性皮炎的危害因素：硫酸、硝酸、盐酸、氢氧化钠、三氯乙烯、重铬酸盐、三氯甲烷、β－萘胺、铬酸盐、乙醇、醚、甲醛、环氧树脂、尿醛树脂、酚醛树脂、松节油、苯胺、润滑油、对苯二酚等

可能导致的职业病：接触性皮炎。

（2）导致光敏性皮炎的危害因素：焦油、沥青、醌、蒽醌、蒽油、木酚油、荧光素、六氯苯、氯酚等

可能导致的职业病：光敏性皮炎。

（3）导致电光性皮炎的危害因素：紫外线

可能导致的职业病：电光性皮炎。

（4）导致黑变病的危害因素：焦油、沥青、蒽油、汽油、润滑油、油彩等。

可能导致的职业病：黑变病

（5）导致痤疮的危害因素：沥青、润滑油、柴油、煤油、多氯苯、多氯联苯、氯

化萘、多氯萘、多氯酚、聚氯乙烯

可能导致的职业病:痤疮。

(6)导致溃疡的危害因素:铬及其化合物、铬酸盐、铍及其化合物、砷化合物、氯化钠

可能导致的职业病:溃疡。

(7)导致化学性皮肤灼伤的危害因素:硫酸、硝酸、盐酸、氢氧化钠

可能导致的职业病:化学性皮肤灼伤。

(8)导致其他职业性皮肤病的危害因素:

油彩:可能导致的职业病:油彩皮炎。

高湿:可能导致的职业病:职业性浸渍、糜烂。

有机溶剂:可能导致的职业病。

职业性角化过度、皲裂。

螨、羌:可能导致的职业病:职业性痒疹。

(七)导致职业性眼病的危害因素

(1)导致化学性眼部灼伤的危害因素:硫酸、硝酸、盐酸、氮氧化物、甲醛、酚、硫化氢

可能导致的职业病:化学性眼部灼伤。

(2)导致电光性眼炎的危害因素:紫外线

可能导致的职业病:电光性眼炎。

(3)导致职业性白内障的危害因素:放射性物质、三硝基甲苯、高温、激光等。

可能导致的职业病:职业性白内障。

(八)导致职业性耳鼻喉口腔疾病的危害因素

(1)导致噪声聋的危害因素:噪声

可能导致的职业病:噪声聋。

(2)导致铬鼻病的危害因素:铬及其化合物、铬酸盐

可能导致的职业病:铬鼻病。

(3)导致牙酸蚀病案的危害因素:氟化氰、硫酸酸雾、硝酸酸雾、盐酸酸雾

可能导致的职业病:牙酸蚀病。

(九)职业性肿瘤的职业病危害因素

(1)石棉所致肺癌、间皮瘤的危害因素:石棉

可能导致的职业病:石棉所致肺癌、间皮瘤。

(2)联苯胺所致膀胱癌的危害因素:联苯胺

可能导致的职业病:联苯胺所致膀胱癌。

(3)苯所致白血病的危害因素:苯

可能导致的职业病:苯所致白血病。

(4)氯甲醚所致肺癌的危害因素:氯甲醚

可能导致的职业病:氯甲醚所致肺癌。

(5)砷所致肺癌、皮肤癌的危害因素:砷

可能导致的职业病:砷所致肺癌、皮肤癌。

(6)氯乙烯所致肝血管肉瘤的危害因素:氯乙烯

可能导致的职业病:氯乙烯所致肝血管肉瘤。

(7)焦炉工人肺癌的危害因素:焦炉烟气

可能导致的职业病:焦炉工人肺癌。

(8)铬酸盐制造业工人肺癌的危害因素:铬酸盐

可能导致的职业病:铬酸盐制造业工人肺癌。

(十)其他职业病危害因素

(1)氧化锌

可能导致的职业病:金属烟热。

(2)二异氰酸甲苯酯

可能导致的职业病:职业性哮喘。

(3)嗜热性放线菌

可能导致的职业病:职业性变态反应性肺泡炎。

(4)棉尘

可能导致的职业病:棉尘病。

(5)不良作业条件(压迫及摩擦)

可能导致的职业病:煤矿井下工人滑囊炎。

八、中国船舶重工集团公司关于转发《国防科工局关于发布〈军工建设项目职业卫生“三同时”技术服务机构备案名录〉的通知》的通知

［说明］以下内容全部引自《中国船舶重工集团公司关于转发〈国防科工局关于发布《军工建设项目职业卫生“三同时”技术服务机构备案名录》的通知〉的通知》(船重生〔2015〕487号)。

各成员单位：

现将《国防科工局关于发布〈军工建设项目职业卫生“三同时”技术服务机构备案名录〉的通知》(科工安密〔2015〕274号)转发给你们，请各单位按照《国防科工局关于加强军工建设项目职业卫生“三同时”工作的通知》(科工安密〔2015〕242号)的规定，委托备案名录内的机构承担军工建设项目职业卫生“三同时”技术服务工作。

中国船舶重工集团公司

2015年5月25日

军工建设项目职业卫生“三同时”技术服务机构备案名录(第一批)

序号	单位名称	业务范围
1	兵器工业卫生研究所	建设项目职业病危害评价(不含放射)、工作场所职业病危害因素检测(不含放射)
2	山东省职业卫生与职业病防治研究院	建设项目职业病危害评价(不含放射)、工作场所职业病危害因素检测(不含放射)
3	重庆市疾病预防控制中心	第一类:1.石油和天然气开采业;2.金属、非金属矿采选业;3.冶金、建材;4.化工、石化及医药;5.轻工、纺织、烟草加工制造业;6.机械、设备、电器制造业;7.电力、燃气及水的生产和供应业;8.运输、仓储、科研、农林、公共服务业

军工建设项目职业卫生“三同时”技术服务机构备案名录(第一批)(续1)

序号	单位名称	业务范围
4	鞍山钢铁集团公司劳动卫生研究所	第一类:1. 石油和天然气开采业;2. 冶金、建材;3. 化工、石化及医药;4. 机械、设备、电器制造业;5. 电力、燃气及水的生产和供应业;6. 运输、仓储、科研、农林、公共服务业
5	中国辐射防护研究院	建设项目职业病危害评价(仅限放射)、工作场所职业病危害因素检测(仅限放射)
6	浙江建安检测研究院有限公司	第一类:1. 石油和天然气开采业;2. 金属、非金属矿采选业;3. 冶金、建材;4. 化工、石化及医药;5. 轻工、纺织、烟草加工制造业;6. 机械、设备、电器制造业;7. 电力、燃气及水的生产和供应业;8. 运输、仓储、科研、农林、公共服务业。 第二类:1. 大型辐照装置;2. 核燃料循环;3. 核技术工业应用
7	北京市化工职业病防治院	第一类:1. 石油和天然气开采业;2. 金属、非金属矿采选业;3. 冶金、建材;4. 化工、石化及医药;5. 轻工、纺织、烟草加工制造业;6. 机械、设备、电器制造业;7. 电力、燃气及水的生产和供应业;8. 运输、仓储、科研、农林、公共服务业
8	四川安全生产检测检验技术研究院	第一类:1. 金属、非金属矿采选业;2. 冶金、建材;3. 化工、石化及医药;4. 轻工、纺织、烟草加工制造业;5. 机械、设备、电器制造业;6. 电力、燃气及水的生产和供应业;7. 运输、仓储、科研、农林、公共服务业
9	四川众望安全环保技术咨询有限公司	第一类:1. 金属、非金属矿采选业;2. 冶金、建材;3. 化工、石化及医药;4. 机械、设备、电器制造业;5. 电力、燃气及水的生产和供应业;6. 运输、仓储、科研、农林、公共服务业
10	江苏国恒安全评价咨询服务有限公司	第一类:1. 冶金、建材;2. 化工、石化及医药;3. 轻工、纺织、烟草加工制造业;4. 机械、设备、电器制造业;5. 电力、燃气及水的生产和供应业;6. 运输、仓储、科研、农林、公共服务业

军工建设项目职业卫生“三同时”技术服务机构备案名录(第一批)(续2)

序号	单位名称	业务范围
11	河北利康职业危害检测有限公司	1. 金属、非金属矿采选业和工程建筑业;2. 冶金、建材;3. 化工、石化及医药;4. 轻工、纺织、烟草加工制造业;5. 机械、设备、电器制造业;6. 运输、仓储、科研、农林、公共服务业
12	河南正大鑫安利职业卫生评价有限公司	1. 金属、非金属矿采选业和工程建筑业;2. 冶金、建材;3. 化工、石化及医药;4. 轻工、纺织、烟草加工制造业;5. 机械、设备、电器制造业;6. 电力、燃气及水的生产和供应业;7. 运输、仓储、科研、农林、公共服务业
13	辽宁万益职业卫生技术咨询公司	1. 冶金、建材;2. 化工、石化及医药;3. 轻工、纺织、烟草加工制造业;4. 机械、设备、电器制造业;5. 电力、燃气及水的生产和供应业;6. 运输、仓储、科研、农林、公共服务业

九、建设项目职业卫生“三同时”监督管理暂行办法

［说明］以下内容全部引自《建设项目职业卫生“三同时”监督管理暂行办法》。

国家安全生产监督管理总局令第51号

《建设项目职业卫生“三同时”监督管理暂行办法》已经2012年3月6日国家安全生产监督管理总局局长会议审议通过，现予公布，自2012年6月1日起施行。

国家安全生产监督管理总局　骆琳

二一二年四月二十七日

第一章　总　　则

第一条　为了预防、控制和消除建设项目可能产生的职业病危害，加强和规范建设项目职业病防护设施建设的监督管理，根据《中华人民共和国职业病防治法》，制定本办法。

第二条　在中华人民共和国领域内可能产生职业病危害的新建、改建、扩建和技术改造、技术引进建设项目（以下统称建设项目）职业病防护设施建设及其监督管理，适用本办法。

本办法所称的可能产生职业病危害的建设项目，是指存在或者产生《职业病危害因素分类目录》所列职业病危害因素的建设项目。

本办法所称的职业病防护设施，是指消除或者降低工作场所的职业病危害因素的浓度或者强度，预防和减少职业病危害因素对劳动者健康的损害或者影响，保护劳动者健康的设备、设施、装置、构（建）筑物等的总称。

第三条　建设单位是建设项目职业病防护设施建设的责任主体。

建设项目职业病防护设施必须与主体工程同时设计、同时施工、同时投入生产和使用（以下简称职业卫生“三同时”）。职业病防护设施所需费用应当纳入建设项目工程预算。

第四条　建设单位对可能产生职业病危害的建设项目，应当依照本办法向安全生产监督管理部门申请职业卫生“三同时”的备案、审核、审查和竣工验收。

建设项目职业卫生“三同时”工作可以与安全设施“三同时”工作一并进行。

第五条　国家安全生产监督管理总局对全国建设项目职业卫生“三同时”

实施监督管理,并在国务院规定的职责范围内承担国务院及其有关主管部门审批、核准或者备案的建设项目职业卫生“三同时”的监督管理。

县级以上地方各级人民政府安全生产监督管理部门对本行政区域内的建设项目职业卫生“三同时”实施监督管理,具体办法由省级安全生产监督管理部门制定,并报国家安全生产监督管理总局备案。

上一级人民政府安全生产监督管理部门根据工作需要,可以将其负责的建设项目职业卫生“三同时”监督管理工作委托下一级人民政府安全生产监督管理部门实施。

第六条　国家根据建设项目可能产生职业病危害的风险程度,按照下列规定对其实行分类监督管理:

(一)职业病危害一般的建设项目,其职业病危害预评价报告应当向安全生产监督管理部门备案,职业病防护设施由建设单位自行组织竣工验收,并将验收情况报安全生产监督管理部门备案;

(二)职业病危害较重的建设项目,其职业病危害预评价报告应当报安全生产监督管理部门审核;职业病防护设施竣工后,由安全生产监督管理部门组织验收;

(三)职业病危害严重的建设项目,其职业病危害预评价报告应当报安全生产监督管理部门审核,职业病防护设施设计应当报安全生产监督管理部门审查,职业病防护设施竣工后,由安全生产监督管理部门组织验收。

建设项目职业病危害分类管理目录由国家安全生产监督管理总局制定并公布。省级安全生产监督管理部门可以根据本地区实际情况,对建设项目职业病危害分类管理目录作出补充规定。

第七条　安全生产监督管理部门应当建立职业卫生专家库(以下简称专家库),聘请专家库专家参与建设项目职业卫生“三同时”的审核、审查和竣工验收工作。

专家库专家应当熟悉职业病危害防治的有关法律法规,具有较高的专业技术水平、实践经验和有关业务背景及良好的职业道德,按照客观、公正的原则,对所参与的项目提出审查意见,并对该意见负责。

第八条　安全生产监督管理部门进行职业病危害预评价报告审核、职业病防护设施设计审查以及建设项目职业病防护设施竣工验收,应当从专家库中随机抽取专家参与审核、审查及竣工验收。每项工作从专家库随机抽取的专家不得少于 3 人。

专家库专家实行回避制度,建设单位及参加建设单位有关工作的专家,不得参与该建设项目职业卫生“三同时”的审核、审查及竣工验收等相应工作。

第九条 建设项目职业病危害预评价和职业病危害控制效果评价,应当由依法取得相应资质的职业卫生技术服务机构承担。

职业卫生技术服务机构应当依照国家法律、行政法规、标准和《职业卫生技术服务机构监督管理暂行办法》的规定,开展职业卫生技术服务工作,保证技术服务结果客观、真实、准确,并对作出的结论承担法律责任。

第二章 职业病危害预评价

第十条 对可能产生职业病危害的建设项目,建设单位应当在建设项目可行性论证阶段委托具有相应资质的职业卫生技术服务机构进行职业病危害预评价,编制预评价报告。

建设项目职业病危害预评价报告应当包括下列主要内容:

(一)建设项目概况;

(二)建设项目可能产生的职业病危害因素及其对劳动者健康危害程度的分析和评价;

(三)建设项目职业病危害的类型分析;

(四)对建设项目拟采取的职业病防护设施的技术分析和评价;

(五)职业卫生管理机构设置和职业卫生管理人员配置及有关制度建设的建议;

(六)对建设项目职业病防护措施的建议;

(七)职业病危害预评价的结论。

第十一条 职业病危害预评价报告编制完成后,建设单位应当组织有关职业卫生专家,对职业病危害预评价报告进行评审。

建设单位对职业病危害预评价报告的真实性、合法性负责。

第十二条 建设单位应当按照本办法第五条、第六条的规定向安全生产监督管理部门申请职业病危害预评价备案或者审核,并提交下列文件、资料:

(一)建设项目职业病危害预评价备案或者审核申请书;

(二)建设项目职业病危害预评价报告;

(三)建设单位对预评价报告的评审意见;

(四)职业卫生专家对预评价报告的审查意见;

(五)职业病危害预评价机构的资质证明(影印件);

(六)法律、行政法规、规章规定的其他文件、资料。

涉及放射性职业病危害因素的建设项目,建设单位需提交建设项目放射防护预评价报告。

安全生产监督管理部门在收到职业病危害预评价报告备案或者审核申请后,应当对申请文件、资料是否齐全进行核对,并自收到申请之日起5个工作日内作出是否受理的决定或者出具补正通知书。

第十三条 对已经受理的建设项目职业病危害预评价备案申请,安全生产监督管理部门应当对申请文件、资料进行形式审查。符合要求的,自受理之日起20个工作日内予以备案,并向申请人出具备案通知书;不符合要求的,不予备案,书面告知申请人并说明理由。

对已经受理的建设项目职业病危害预评价报告审核申请,安全生产监督管理部门应当对申请文件、资料的合法性进行审核;审核同意的,自受理之日起20个工作日内予以批复;审核不同意的,书面告知建设单位并说明理由。因情况复杂,20个工作日不能作出批复的,经本部门负责人批准,可以延长10个工作日,并将延长期限的理由书面告知申请人。

第十四条 建设项目职业病危害预评价报告经安全生产监督管理部门备案或者审核同意后,建设项目的选址、生产规模、工艺或者职业病危害因素的种类、职业病防护设施等发生重大变更的,建设单位应当对变更内容重新进行职业病危害预评价,办理相应的备案或者审核手续。

第十五条 建设单位未提交建设项目职业病危害预评价报告或者建设项目职业病危害预评价报告未经安全生产监督管理部门备案、审核同意的,有关部门不得批准该建设项目。

第三章 职业病防护设施设计

第十六条 存在职业病危害的建设项目,建设单位应当委托具有相应资质的设计单位编制职业病防护设施设计专篇。

设计单位、设计人应当对其编制的职业病防护设施设计专篇的真实性、合法性和实用性负责。

第十七条 设计单位应当按照国家有关职业卫生法律法规和标准的要求,编制建设项目职业病防护设施设计专篇。

建设项目职业病防护设施设计专篇应当包括下列内容:

（一）设计的依据；

（二）建设项目概述；

（三）建设项目产生或者可能产生的职业病危害因素的种类、来源、理化性质、毒理特征、浓度、强度、分布、接触人数及水平、潜在危害性和发生职业病的危险程度分析；

（四）职业病防护设施和有关防控措施及其控制性能；

（五）辅助用室及卫生设施的设置情况；

（六）职业病防治管理措施；

（七）对预评价报告中职业病危害控制措施、防治对策及建议采纳情况的说明；

（八）职业病防护设施投资预算；

（九）可能出现的职业病危害事故的预防及应急措施；

（十）可以达到的预期效果及评价。

第十八条 建设单位在职业病防护设施设计专篇编制完成后，应当组织有关职业卫生专家，对职业病防护设施设计专篇进行评审。

建设单位应当会同设计单位对职业病防护设施设计专篇进行完善，并对其真实性、合法性和实用性负责。

第十九条 对职业病危害一般和职业病危害较重的建设项目，建设单位应当在完成职业病防护设施设计专篇评审后，按照有关规定组织职业病防护设施的施工。

第二十条 对职业病危害严重的建设项目，建设单位在完成职业病防护设施设计专篇评审后，应当按照本办法第五条、第六条的规定向安全生产监督管理部门提出建设项目职业病防护设施设计审查的申请，并提交下列文件、资料：

（一）建设项目职业病防护设施设计审查申请书；

（二）建设项目立项审批文件（复印件）；

（三）建设项目职业病防护设施设计专篇；

（四）建设单位对职业病防护设施设计专篇的评审意见；

（五）建设项目职业病防护设施设计单位的资质证明（影印件）；

（六）建设项目职业病危害预评价报告审核的批复文件（复印件）；

（七）法律、行政法规、规章规定的其他文件、资料。

安全生产监督管理部门收到职业病防护设施设计审查申请后，应当对申请文件、资料是否齐全进行核对，并自收到申请之日起 5 个工作日内作出是否受理的决定或者出具补正通知书。

第二十一条　对已经受理的职业病危害严重的建设项目职业病防护设施设计审查申请，安全生产监督管理部门应当对申请文件、资料的合法性进行审查。审查同意的，自受理之日起20个工作日内予以批复；审查不同意的，书面通知建设单位并说明理由。因情况复杂，20个工作日不能作出批复的，经本部门负责人批准，可以延长10个工作日，并将延长期限的理由书面告知申请人。

职业病危害严重的建设项目，其职业病防护设施设计未经审查同意的，建设单位不得进行施工，应当进行整改后重新申请审查。

第二十二条　建设项目职业病防护设施设计经审查同意后，建设项目的生产规模、工艺或者职业病危害因素的种类等发生重大变更的，建设单位应当根据变更的内容，重新进行职业病防护设施设计，并在变更之日起30日内按照本办法规定办理相应的审查手续。

第四章　职业病危害控制效果评价与防护设施竣工验收

第二十三条　建设项目职业病防护设施应当由取得相应资质的施工单位负责施工，并与建设项目主体工程同时进行。

施工单位应当按照职业病防护设施设计和有关施工技术标准、规范进行施工，并对职业病防护设施的工程质量负责。

工程监理单位、监理人员应当按照法律法规和工程建设强制性标准，对职业病防护设施施工工程实施监理，并对职业病防护设施的工程质量承担监理责任。

第二十四条　建设项目职业病防护设施建设期间，建设单位应当对其进行经常性的检查，对发现的问题及时进行整改。

第二十五条　建设项目完工后，需要进行试运行的，其配套建设的职业病防护设施必须与主体工程同时投入试运行。

试运行时间应当不少于30日，最长不得超过180日，国家有关部门另有规定或者特殊要求的行业除外。

第二十六条　建设项目试运行期间，建设单位应当对职业病防护设施运行的情况和工作场所的职业病危害因素进行监测，并委托具有相应资质的职业卫生技术服务机构进行职业病危害控制效果评价。

建设项目没有进行试运行的，应当在其完工后委托具有相应资质的职业卫生技术服务机构进行职业病危害控制效果评价。

建设单位应当为评价活动提供符合检测、评价标准和要求的受检场所、设备和设施。

第二十七条 建设单位在职业病危害控制效果评价报告编制完成后，应当组织有关职业卫生专家对职业病危害控制效果评价报告进行评审。

建设单位对职业病危害控制效果评价报告的真实性和合法性负责。

第二十八条 职业病危害一般的建设项目竣工验收时，由建设单位自行组织职业病防护设施的竣工验收，并自验收完成之日起30日内按照本办法第五条、第六条的规定向安全生产监督管理部门申请职业病防护设施竣工备案，提交下列文件、资料：

（一）建设项目职业病防护设施竣工备案申请书；

（二）建设项目职业病危害预评价报告备案通知书（复印件）；

（三）建设项目立项审批文件（复印件）；

（四）建设项目职业病防护设施设计专篇；

（五）建设项目职业病危害控制效果评价机构的资质证明（影印件）；

（六）建设项目职业病危害控制效果评价报告；

（七）职业卫生专家对职业病危害控制效果评价报告的评审意见；

（八）建设单位对职业病危害控制效果评价报告的评审意见；

（九）建设项目职业病防护设施竣工自行验收情况报告；

（十）法律、行政法规、规章规定的其他文件、资料。

第二十九条 职业病危害较重的建设项目竣工验收时，建设单位应当按照本办法第五条、第六条的规定向安全生产监督管理部门申请建设项目职业病防护设施竣工验收，并提交下列文件、资料：

（一）建设项目职业病防护设施竣工验收申请书；

（二）建设项目职业病危害预评价报告审核批复文件；

（三）建设项目职业病危害控制效果评价机构资质证明（影印件）；

（四）建设项目立项审批文件（复印件）；

（五）建设项目职业病防护设施设计专篇；

（六）建设项目职业病危害控制效果评价报告；

（七）职业卫生专家对职业病危害控制效果评价报告的审查意见；

（八）建设单位对职业病危害控制效果评价报告的评审意见；

（九）建设项目职业病防护设施施工单位和监理单位资质证明（影印件）；

（十）法律、行政法规、规章规定的其他文件、资料。

第三十条　职业病危害严重的建设项目竣工验收时，建设单位应当按照本办法第五条、第六条的规定向安全生产监督管理部门申请建设项目职业病防护设施竣工验收，并提交下列文件、资料：

（一）建设项目职业病防护设施竣工验收申请书；

（二）建设项目职业病防护设施设计审查批复文件（复印件）；

（三）建设项目职业病危害控制效果评价机构资质证明（影印件）；

（四）建设项目职业病危害控制效果评价报告；

（五）职业卫生专家对职业病危害控制效果评价报告的审查意见；

（六）建设单位对职业病危害控制效果评价报告的评审意见；

（七）建设项目职业病防护设施施工单位和监理单位资质证明（影印件）；

（八）法律、行政法规、规章规定的其他文件、资料。

第三十一条　安全生产监督管理部门收到建设项目职业病防护设施竣工备案或者竣工验收申请后，应当对申请文件、资料是否齐全进行核对，并自收到申请之日起5个工作日内作出是否受理的决定或者出具补正通知书。

对已经受理的备案申请，安全生产监督管理部门应当自受理之日起20个工作日内对申请文件、资料的合法性进行审查。符合要求的，予以备案，出具备案通知书；不符合要求的，不予备案，书面通知建设单位说明理由。

对已经受理的竣工验收申请，安全生产监督管理部门应当对建设项目职业病危害控制效果评价报告等申请文件、资料进行合法性审查，对建设项目职业病防护设施进行现场验收，并自受理之日起20个工作日内作出是否通过验收的决定。通过验收的，予以批复；未通过验收的，书面告知建设单位并说明理由。因情况复杂，20个工作日不能作出批复的，经本部门负责人批准，可以延长10个工作日，并将延长期限的理由书面告知申请人。

第三十二条　分期建设、分期投入生产或者使用的建设项目，其配套的职业病防护设施应当分期与建设项目同步进行验收。

第三十三条　建设项目职业病防护设施竣工后未经安全生产监督管理部门备案同意或者验收合格的，不得投入生产或者使用。

第五章　法律责任

第三十四条　建设单位有下列行为之一的，由安全生产监督管理部门给予警告，责令限期改正；逾期不改正的，处10万元以上50万元以下的罚款；情节严重的，责令停止产生职业病危害的作业，或者提请有关人民政府按照国务院规定的权限责令停建、关闭：

（一）未按照规定进行职业病危害预评价或者未提交职业病危害预评价报告，或者职业病危害预评价报告未经安全生产监督管理部门备案或者审核同意，开工建设的；

（二）建设项目的职业病防护设施未按照规定与主体工程同时投入生产和使用的；

（三）职业病危害严重的建设项目，其职业病防护设施设计未经安全生产监督管理部门审查，或者不符合国家职业卫生标准和卫生要求，进行施工的；

（四）未按照规定对职业病防护设施进行职业病危害控制效果评价、未经安全生产监督管理部门验收或者验收不合格，擅自投入使用的。

第三十五条 建设单位有下列行为之一的，由安全生产监督管理部门给予警告，责令限期改正；逾期不改正的，处3万元以下的罚款：

（一）未按照本办法规定，对职业病危害预评价报告、职业病防护设施设计、职业病危害控制效果评价报告进行评审的；

（二）建设项目的选址、生产规模、工艺、职业病危害因素的种类、职业病防护设施发生重大变更时，未对变更内容重新进行职业病危害预评价或者未重新进行职业病防护设施设计并办理有关手续，进行施工的；

（三）需要试运行的职业病防护设施未与主体工程同时试运行的。

第三十六条 建设单位在职业病危害预评价报告、职业病防护设施设计、职业病危害控制效果评价报告评审以及职业病防护设施验收中弄虚作假的，责令改正，并处5千元以上3万元以下的罚款。

第三十七条 违反本办法规定的其他行为，依照《中华人民共和国职业病防治法》有关规定给予处理。

第六章　附　　则

第三十八条 煤矿安全监察机构依照本办法负责煤矿建设项目职业卫生“三同时”的监察工作。

第三十九条 本办法自2012年6月1日起施行。

十、《建设项目职业卫生“三同时”监督管理暂行办法》（国家安全监管总局令第51号）施行说明

［说明］以下内容全部引自《建设项目职业卫生“三同时”监督管理暂行办法》（国家安全监管总局令第51号）施行说明。

《建设项目职业卫生“三同时”监督管理暂行办法》（国家安全监管总局令第51号）第八条施行说明 ZW—FZ—2013—003

第八条　安全生产监督管理部门进行职业病危害预评价报告审核、职业病防护设施设计审查以及建设项目职业病防护设施竣工验收，应当从专家库中随机抽取专家参与审核、审查及竣工验收。每项工作从专家库随机抽取的专家不得少于3人。

专家库专家实行回避制度，建设单位及参加建设单位有关工作的专家，不得参与该建设项目职业卫生“三同时”的审核、审查及竣工验收等相应工作。

本条是对安全生产监督管理部门的规定。

1. 安全生产监督管理部门进行职业病危害预评价报告审核、职业病防护设施设计审查是指对职业病危害预评价报告、职业病防护设施设计及相关文件、资料进行技术性审核、审查。

2. 职业病危害预评价报告技术性审核主要包括以下内容：

（1）职业病危害预评价报告内容是否齐全，是否符合相关法律、法规和技术标准的要求；

（2）建设项目职业病危害因素及对劳动者健康危害程度的分析和评价是否全面、客观、准确；

（3）建设项目职业病危害类型判定是否准确；

（4）对拟设置的职业病防护设施和个体防护用品分析与评价是否正确；

（5）对职业卫生管理机构设置和职业卫生管理人员配置及有关制度建设的建议是否符合要求；

（6）提出的职业病防护措施和建议是否合理、可行，能否符合各种强制性标准、规范的要求；

(7)结论是否正确。

3.职业病防护设施设计专篇技术性审查主要包括以下内容:

(1)职业病防护设施设计专篇内容是否齐全,是否符合相关法律、法规和技术标准的要求;

(2)所设计的职业病防护设施和有关防控措施及其控制性能是否合理、可行,能否满足强制性标准、规范的要求;

(3)辅助用室及卫生设施的设计情况是否符合相关标准、规范要求;

(4)提出的职业病防治管理措施是否全面、合理、可行,能否满足相关规定的要求;

(5)职业病防护设施投资预算能否满足要求;

(6)提出的预防及应急措施是否具有可行性和针对性;

(7)职业病防护设施设计方案预期效果及评价是否客观、正确。

4.职业病危害预评价报告技术性审核、职业病防护设施设计技术性审查、职业病防护设施竣工验收应当采取会议审核、审查、现场验收的形式,并应从专家库中随机抽取专家参与。

5.在选取专家时,应考虑建设项目行业特点,当专家库内专家在专业上无法满足要求时可聘请相关行业专家。

6.安全生产监督管理部门在技术性审核、审查或竣工验收过程中,发现职业卫生技术服务机构或者设计单位存在以下情形之一时,应及时将相关情况通报其资质证书颁发部门予以处理。

(1)职业病危害预评价报告、职业病防护设施设计或职业病危害控制效果评价报告不符合法律、法规、标准要求;

(2)职业卫生技术服务机构不能保证所作检测、评价客观、真实、准确;

(3)设计单位、设计人不能保证其编制的职业病防护设施设计的真实性、合法性和实用性;

(4)弄虚作假等其他违法违规行为。

7.技术性审核、审查采取抽查的办法。抽查的数量不低于建设项目数量的10%。抽查结果应予以公布。

8.除技术性审核、审查外,安全生产监督管理部门应按总局51号令第13条、第21条要求分别对申请文件、资料进行合法性审核、审查。职业病防护设施竣工验收应按总局51号令第31条要求执行。

《建设项目职业卫生“三同时”监督管理暂行办法》
(国家安全监管总局令第51号)第九条施行说明
ZW—FZ—2013—004

第九条　建设项目职业病危害预评价和职业病危害控制效果评价,应当由依法取得相应资质的职业卫生技术服务机构承担。

职业卫生技术服务机构应当依照国家法律、行政法规、标准和《职业卫生技术服务机构监督管理暂行办法》的规定,开展职业卫生技术服务工作,保证技术服务结果客观、真实、准确,并对作出的结论承担法律责任。

本条是对职业卫生技术服务机构的规定。

1. 职业卫生技术服务机构应当向建设单位提供证明资料,主要包括以下内容:

(1)安全生产监督管理部门颁发的资质证书影印件;

(2)所有参与本项目技术服务的技术人员情况,包括姓名、专业背景、资质证书、在本项目中所承担的工作内容等;

(3)建设项目职业病危害评价报告编制过程说明,并附本项目相关的技术服务过程控制记录、现场勘查记录、影像资料及相关证明材料的复制件。

2. 职业卫生技术服务机构应当向建设单位出具法律责任承诺书。

职业病危害预评价报告编制完成后,职业卫生技术服务机构应出具职业病危害预评价报告法律责任承诺书。

职业病危害控制效果评价报告编制完成后,职业卫生技术服务机构应出具职业病危害控制效果评价报告法律责任承诺书。

《建设项目职业卫生“三同时”监督管理暂行办法》
(国家安全监管总局令第51号)第十条施行说明
ZW—FZ—2013—005

第十条　对可能产生职业病危害的建设项目,建设单位应当在建设项目可行性论证阶段委托具有相应资质的职业卫生技术服务机构进行职业病危害预评价,编制预评价报告。

建设项目职业病危害预评价报告应当包括下列主要内容:

(一)建设项目概况;

(二)建设项目可能产生的职业病危害因素及其对劳动者健康危害程度的分析和评价;

（三）建设项目职业病危害的类型分析；

（四）对建设项目拟采取的职业病防护设施的技术分析和评价；

（五）职业卫生管理机构设置和职业卫生管理人员配置及有关制度建设的建议；

（六）对建设项目职业病防护措施的建议；

（七）职业病危害预评价的结论。

本条是对建设项目职业病危害预评价报告的规定。

1. 建设项目概况。包括建设项目名称、性质、规模、拟建地点、建设单位、项目组成、主要工程建设内容及总平面布置图等。对在施工过程中和建成后可能产生职业病危害因素的工作场所、工艺设备、原辅材料等应重点描述。

2. 建设项目可能产生的职业病危害因素及其对劳动者健康危害程度的分析和评价。应包括拟建项目在施工过程中和建成投入生产或使用后可能产生的职业病危害因素及其存在的作业岗位、接触人员、接触时间、接触频度、对人体健康的影响、可能引起的职业病以及职业病危害因素分布图等。

3. 建设项目职业病危害的类型分析。根据《国家安全监管总局关于公布建设项目职业病危害风险分类管理目录（2012 年版）的通知》（安监总安健〔2012〕73 号）内容，结合职业病危害因素分析和评价结果，确定建设项目职业病危害的风险类别。

4. 对建设项目拟采取的职业病防护设施的技术分析和评价。应对建设项目在施工过程中和建成后拟设置的职业病防护设施和配备的个体防护用品进行分析与评价，给出合理性与符合性结论；给出各个接触职业病危害作业岗位的职业病危害因素的预期浓度（强度）范围和接触水平。

5. 职业卫生管理机构设置和职业卫生管理人员配置及有关制度建设的建议。根据《中华人民共和国职业病防治法》、《工作场所职业卫生监督管理规定》（国家安全监管总局令第 47 号）等相关法律、法规和规章的要求，结合建设项目在施工过程中和建成后预期情况，提出职业卫生管理机构设置和职业卫生管理人员配置及有关制度建设方面的建议。

6. 对建设项目职业病防护措施的建议。针对建设项目的实际情况，提出在施工过程中和建成后控制职业病危害的具体措施，应明确提出各类职业病防护设施的设置地点、设施种类、技术要求等具体措施建议。同时，应给出采取这些措施后，各个接触职业病危害作业岗位的职业病危害因素的预期浓度（强度）范围和接触水平。

7. 职业病危害预评价的结论。应给出建设项目在施工过程及建成后正常运行过程中可能产生的主要职业病危害因素及其存在的工作场所、可能导致的职业病种类、各作业岗位职业病危害因素预期浓度(强度)范围和接触水平、建设项目的职业病危害风险类别,明确拟建项目在采取了评价报告所提防护措施的前提下,是否满足职业病防治方面法律、法规、标准的要求。

建设单位应当积极与职业卫生技术服务机构配合,向其提供评价所需的各种基础资料,并保证资料的完整性、真实性和有效性。

《建设项目职业卫生"三同时"监督管理暂行办法》

(国家安全监管总局令第51号)第十一条施行说明

ZW—FZ—2013—006

第十一条　职业病危害预评价报告编制完成后,建设单位应当组织有关职业卫生专家,对职业病危害预评价报告进行评审。

建设单位对提交的职业病危害预评价报告的真实性、合法性负责。

本条是对建设单位的规定。

(一)职业病危害预评价报告编制完成后,建设单位应当组织职业卫生专家和本单位有关工程技术、职业卫生管理人员,对职业病危害预评价报告进行评审。评审时职业卫生专家人数不得少于3名,其中职业卫生专家库中专家不得少于2/3,建设单位主要负责人应当亲自或者指定分管负责人主持评审。评审时应当明确下列问题:

1. 职业病危害预评价报告对施工过程中及建成后可能产生职业病危害因素的工作场所、工艺设备、技术材料等描述是否完整、准确;

2. 职业病危害预评价报告对建设项目施工过程中及建成后可能产生的职业病危害因素及对劳动者健康危害程度的分析和评价是否全面、客观、准确;

3. 建设项目职业病危害类型判定是否准确;

4. 对建设项目施工过程中及建成后拟设置的职业病防护设施和个体防护用品分析与评价是否正确;

5. 对职业卫生管理机构设置和职业卫生管理人员配置及有关制度建设的建议是否符合要求;

6. 职业病危害预评价报告针对建设项目施工过程中及建成后提出的职业病防护措施和建议是否合理、可行,能否满足保护劳动者健康的要求;

7. 职业病危害预评价报告结论是否正确。

评审意见应由职业卫生专家签名确认。

（二）职业病危害预评价报告通过建设单位组织的评审后，建设单位应出具评审意见，评审意见应加盖建设单位公章并包括以下内容。

1. 基本情况。包括评审会议时间、地点、组织者、参加人员、专家组成及成员能力介绍、评审过程、专家审查结论等。

2. 真实性、合法性负责内容。包括：

（1）对专家组成及成员能力认定意见；

（2）对评审过程和专家审查结论的认定意见；

（3）对职业病危害预评价报告修改情况的认定意见（若职业卫生专家提出修改建议）；

（4）对职业卫生技术服务机构资质、项目组成员能力、评价过程以及所出具法律责任承诺书的认定意见；

（5）对提交的职业病危害预评价报告的真实性、合法性负责的声明；

（6）认为职业病危害预评价报告提出的建议能够满足国家有关法律、法规和标准要求，并将按所提建议开展职业病危害防治工作的相关承诺。

《建设项目职业卫生“三同时”监督管理暂行办法》（国家安全监管总局令第51号）第十三条施行说明

ZW—FZ—2013—007

第十三条 对已经受理的建设项目职业病危害预评价备案申请，安全生产监督管理部门应当对申请文件、资料进行形式审查。符合要求的，自受理之日起20个工作日内予以备案，并向申请人出具备案通知书；不符合要求的，不予备案，书面告知申请人并说明理由。

对已经受理的建设项目职业病危害预评价报告审核申请，安全生产监督管理部门应当对申请文件、资料的合法性进行审核；审核同意的，自受理之日起20个工作日内予以批复；审核不同意的，书面告知建设单位并说明理由。因情况复杂，20个工作日不能作出批复的，经本部门负责人批准，可以延长10个工作日，并将延长期限的理由书面告知申请人。

本条是对安全生产监督管理部门的规定。

1. 备案过程中，安全生产监督管理部门对申请材料进行形式审查时，主要审查以下内容：

(1)申报材料是否齐全;

(2)职业卫生技术服务机构资质是否符合相关规定;

(3)建设单位对职业病危害预评价报告的评审意见以及承诺是否符合要求。

2. 审核过程中,安全生产监督管理部门对申请材料进行合法性审核时,主要审核以下内容。

(1)申报材料是否齐全;

(2)职业卫生技术服务机构资质是否符合相关规定;

(3)职业病危害预评价报告是否包括总局51号令第十条要求的内容;

(4)职业病危害预评价报告法律责任承诺书是否符合要求;

(5)建设单位对职业病危害预评价报告的评审意见以及承诺是否符合要求。

《建设项目职业卫生"三同时"监督管理暂行办法》

(国家安全监管总局令第51号)第十六条施行说明

ZW—FZ—2013—008

第十六条　存在职业病危害的建设项目,建设单位应当委托具有相应资质的设计单位编制职业病防护设施设计专篇。

设计单位、设计人应当对其编制的职业病防护设施设计专篇的真实性、合法性和实用性负责。

本条是对设计单位的规定。

1. 建设单位应当积极与设计单位配合,向其提供设计所需的各种基础资料,并保证其完整性、真实性和有效性。

2. 设计单位应当向建设单位提供有关证明材料,主要包括以下内容:

(1)建设主管部门颁发的资质证书影印件;

(2)所有参与本项目职业病防护设施设计的技术人员情况,包括姓名、专业背景、资质证书、在本项目中所承担的工作内容等;

(3)职业病防护设施设计专篇编制过程说明,并附本项目相关的技术服务过程控制记录、影像资料及相关证明材料的复制件。

3. 设计单位应当向建设单位出具职业病防护设施设计专篇法律责任承诺书。

《建设项目职业卫生“三同时”监督管理暂行办法》（国家安全监管总局令第51号）第十七条施行说明

ZW—FZ—2013—009

第十七条　设计单位应当按照国家有关职业卫生法律法规和标准的要求，编制建设项目职业病防护设施设计专篇。

建设项目职业病防护设施设计专篇应当包括下列内容：

（一）设计的依据；

（二）建设项目概述；

（三）建设项目产生或者可能产生的职业病危害因素的种类、来源、理化性质、毒理特征、浓度、强度、分布、接触人数及水平、潜在危害性和发生职业病的危险程度分析；

（四）职业病防护设施和有关防控措施及其控制性能；

（五）辅助用室及卫生设施的设置情况；

（六）职业病防治管理措施；

（七）对预评价报告中职业病危害控制措施、防治对策及建议采纳情况的说明；

（八）职业病防护设施投资预算；

（九）可能出现的职业病危害事故的预防及应急措施；

（十）可以达到的预期效果及评价。

本条是对职业病防护设施设计专篇的规定。

1. 设计依据。应包括设计时需遵守的国家、地方和行业的法律、法规和标准等。

2. 建设项目概述。应包括建设项目名称、拟建地点、建设单位、主要工程建设内容、总平面布置图、生产工艺流程图等。对在施工过程中和建成投入生产或使用后可能产生职业病危害因素的工作场所、工艺设备、原辅材料等要重点描述。

3. 职业病危害因素分析。包括建设项目在施工过程中和建成投入生产或使用后产生或者可能产生的职业病危害因素的种类、来源、理化性质、毒理特征、浓度、强度、分布、接触人数及水平、潜在危害性、发生职业病的危险程度分析和主要职业病危害因素分布图。

4. 职业病防护设施和有关防控措施及其控制性能。包括在人员可能接触到职业病危害因素的场所设计的职业病防护设施或者与之相关的防控措施(包括总平面布置、生产工艺、建筑卫生学要求等各个方面),防护设施和措施的设计参数、标准,以及应当达到或符合的指标和主要的职业病防护设施布置图。

5. 辅助用室及卫生设施的设置情况。包括建设项目中的工作场所办公室、生产卫生室(存衣室、盥洗室、洗衣房)、生活卫生室(休息室、食堂、厕所)、女工卫生室、淋浴室等辅助用室及卫生设施。

6. 职业病防治管理措施。包括在施工过程和建成后,建设单位拟设置或指定职业卫生管理机构或者组织,拟配备专职或兼职的职业卫生管理人员情况;拟制定职业卫生管理方针、计划、目标、管理制度情况;职业病危害因素检测评价、职业病危害防护措施、职业健康监护等方面拟采取的措施;其他依法拟采取的职业病防治管理措施。

7. 对预评价报告中职业病危害控制措施、防治对策及建议采纳情况的说明。对照预评价报告中提出的职业病危害控制措施、防治对策及建议,查看落实采纳情况,对于未采纳的措施、对策和建议,应当说明理由。

8. 职业病防护设施投资预算。建设项目中为实施职业病危害治理所需的装置、设备、监测手段、工程设施、应急救援用品、个人防护用品等所预算的经费。

9. 可能出现的职业病危害事故的预防及应急措施。根据职业病危害因素种类和危害程度设置或选定职业病防治专业机构及应急救援站,配备应急救援设施和仪器设备,建立职业病危害事故现场应急救援预案制度及保证有效实施的说明。

10. 可以达到的预期效果及评价。预测拟建项目在采取了设计专篇中各种防护措施的前提下,各作业岗位职业病危害因素预期浓度(强度)范围和接触水平,评价其在施工过程中和建成投入生产或使用后是否满足职业病防治方面法律、法规、标准的要求。

《建设项目职业卫生“三同时”监督管理暂行办法》
(国家安全监管总局令第51号)第十八条施行说明
ZW—FZ—2013—010

第十八条　建设单位在职业病防护设施设计专篇编制完成后,应当组织有关职业卫生专家,对职业病防护设施设计专篇进行评审。

建设单位应当会同设计单位对职业病防护设施设计专篇进行完善,并对其真实性、合法性和实用性负责。

本条是对建设单位的规定。

（一）职业病防护设施设计专篇编制完成后，建设单位应当组织职业卫生专家和本单位有关工程技术、职业卫生管理人员，对职业病防护设施设计专篇进行评审。评审时职业卫生专家人数不得少于3名，其中职业卫生专家库中专家不得少于2/3，建设单位主要负责人应当亲自或者指定分管负责人主持评审。评审时应当明确下列问题：

1. 设计依据是否全面、正确、有效；

2. 职业病防护设施设计专篇中建设项目概述是否清晰，可能产生职业病危害因素的工作场所、工艺设备、原辅材料等描述是否完整、准确，是否包括施工方案描述；

3. 建设项目产生或者可能产生的职业病危害因素的种类、来源、理化性质、毒理特征、浓度、强度、分布、接触人数及水平、潜在危害性和发生职业病的危险程度分析是否全面、客观、准确；

4. 职业病防护设施和有关防控措施及其控制性能是否合理、可行；

5. 辅助用室及卫生设施的设置情况是否符合相关要求；

6. 职业病防治管理措施是否全面、合理、可行；

7. 对预评价报告中职业病危害控制措施、防治对策及建议是否采纳；

8. 职业病防护设施投资预算能否满足要求；

9. 可能出现的职业病危害事故的预防及应急措施是否具备可行性和针对性；

10. 可以达到的预期效果及评价是否客观、正确。

评审意见应由职业卫生专家签名确认。

（二）职业病防护设施设计专篇通过建设单位组织的评审后，建设单位应出具评审意见，评审意见应加盖建设单位公章并包括以下内容：

1. 基本情况。包括评审会议时间、地点、组织者、参加人员、专家组成及成员能力介绍、评审过程、专家审查结论等。

2. 真实性、合法性、实用性负责内容。包括：

（1）对专家组成及成员能力认定；

（2）对评审过程和专家审查结论的认定意见；

（3）对职业病防护设施设计专篇修改情况的认定意见（若职业卫生专家提

出修改建议)；

(4)对设计单位资质、项目组成员能力、设计过程及设计单位法律责任承诺书的认定意见；

(5)对提交的职业病防护设施设计专篇的真实性、合法性和实用性负责的相关声明；

(6)认为职业病防护设施设计能够满足国家有关法律、法规和标准要求，并将按职业病防护设施设计专篇开展职业病危害防治工作的相关承诺。

《建设项目职业卫生“三同时”监督管理暂行办法》

(国家安全监管总局令第51号)第二十一条施行说明

ZW—FZ—2013—011

第二十一条　对已经受理的职业病危害严重的建设项目职业病防护设施设计审查申请，安全生产监督管理部门应当对申请文件、资料的合法性进行审查。审查同意的，自受理之日起20个工作日内予以批复；审查不同意的，书面通知建设单位并说明理由。因情况复杂，20个工作日不能作出批复的，经本部门负责人批准，可以延长10个工作日，并将延长期限的理由书面告知申请人。

职业病危害严重的建设项目，其职业病防护设施设计未经审查同意的，建设单位不得进行施工，应当进行整改后重新申请审查。

本条是对安全生产监督管理部门的规定。

安全生产监督管理部门在进行职业病防护设施设计专篇合法性审查时，主要内容如下：

(1)申报材料是否齐全；

(2)设计单位资质是否符合相关规定；

(3)职业病防护设施设计专篇是否包括总局51号令第十七条要求内容；

(4)职业病防护设施设计专篇法律责任承诺书是否符合要求；

(5)建设单位对职业病防护设施设计专篇的评审意见以及承诺是否符合要求。

《建设项目职业卫生“三同时”监督管理暂行办法》

(国家安全监管总局令第51号)第二十三条施行说明

ZW—FZ—2013—012

第二十三条　建设项目职业病防护设施应当由取得相应资质的施工单位负责施工，并与建设项目主体工程同时进行。

施工单位应当按照职业病防护设施设计和有关施工技术标准、规范进行施工，并对职业病防护设施的工程质量负责。

工程监理单位、监理人员应当按照法律法规和工程建设强制性标准，对职业病防护设施施工工程实施监理，并对职业病防护设施的工程质量承担监理责任。

本条是对职业病防护设施施工单位、监理单位的规定。

（一）施工单位应当按照职业病防护设施设计和有关施工技术标准、规范进行施工，并对职业病防护设施的工程质量负责。

1. 施工单位应当向建设单位提供相关证明材料，主要包括以下内容：

（1）建设主管部门颁发的资质证书影印件；

（2）所有参与本项目施工的工程技术人员情况，包括姓名、专业背景、资质证书、在本项目中所承担的工作内容等；

（3）职业病防护设施施工及施工过程中职业病防治总结报告，主要内容包括职业病防护设施工程概况、施工方案简述、特殊问题处理、工程质量及控制情况、职业卫生管理制度、施工人员职业健康监护档案、施工现场职业病危害因素监测记录、人员职业卫生培训记录等，并附相关证明材料的复制件。

2. 施工单位应当向建设单位出具职业病防护设施施工过程法律责任承诺书。

（二）工程监理单位、监理人员应当按照法律法规和工程建设强制性标准，对职业病防护设施施工过程实施监理，并对职业病防护设施的工程质量和施工过程职业病防治效果承担监理责任。

1. 工程监理单位应当向建设单位提供相关证明材料，主要包括以下内容：

（1）建设主管部门颁发的资质证书影印件；

（2）所有参与本项目职业病防护设施施工监理的人员情况，包括姓名、专业背景、资质证书、在本项目中所承担的工作内容等；

（3）职业病防护设施工程监理及施工过程职业病防治监理总结报告，主要内容包括职业病防护设施和施工过程职业病防治概况、监理组织机构、监理人员及设施投入情况、监理工作成效，并附设计变更、工程变更资料、监理指令性文件、各种签证资料及其他相关证明材料的复制件。

2. 工程监理单位应当向建设单位出具职业病防护设施工程监理过程法律责任承诺书。

《建设项目职业卫生“三同时”监督管理暂行办法》（国家安全监管总局令第51号）第二十六条施行说明

ZW—FZ—2013—013

第二十六条　建设项目试运行期间，建设单位应当对职业病防护设施运行的情况和工作场所的职业病危害因素进行监测，并委托具有相应资质的职业卫生技术服务机构进行职业病危害控制效果评价。

建设项目没有进行试运行的，应当在其完工后委托具有相应资质的职业卫生技术服务机构进行职业病危害控制效果评价。

建设单位应当为评价活动提供符合检测、评价标准和要求的受检场所、设备和设施。

本条是对建设单位的规定。

（一）职业病危害控制效果评价报告应阐述的主要内容如下：

1. 建设项目概况。建设项目名称、建设地点、建设单位、主要工程内容等。对存在职业病危害因素的工作场所、工艺设备、原辅材料等要重点描述，同时应包括建设项目施工过程的描述。

2. 职业病防护设施设计执行情况分析。对照职业病防护设施设计专篇中提出的职业病危害控制设施、防治对策及建议，查看落实采纳情况，对于未采纳的措施、对策和建议，应当说明理由。

3. 职业病防护设施运行情况分析。根据建设项目试运行期间的记录和资料，分析职业病防护设施的运行情况及其适用情况。

4. 职业病危害因素检测结果分析。概要性地给出控制效果评价过程中职业卫生技术服务机构对职业病危害因素检测的条件和结果，并进行总结分析。

5. 职业病危害因素监测情况分析。对建设单位职业病危害因素的在线监测设施、日常监测制度和各种数据记录进行分析，分析这些设施、制度的有效性、可靠性，判断其是否满足要求。

6. 职业病危害因素对劳动者健康危害程度分析。根据职业病危害因素检测、监测情况以及劳动者接触职业病危害因素频率和时间，分析各种职业病危害因素对劳动者的危害程度。

7. 职业卫生管理机构设置和职业卫生管理人员配备情况评价。根据法律、法规和设计专篇中相关要求，对建设单位设置的职业卫生管理机构和配备的人员情况进行分析评价。

8. 职业卫生管理制度评价。根据法律、法规和设计专篇中相关要求，对建设单位制定的职业卫生管理制度及其落实情况进行分析评价。

9. 职业健康监护状况评价。根据法律、法规和设计专篇中相关要求，对建设单位（包括外包人员）的职业健康监护制度及其落实情况、职业健康监护结果等进行分析评价。

10. 事故预防和应急措施分析。根据可能发生的职业病危害事故，分析建设项目设置的事故预防和应急措施是否具备针对性、可行性，是否满足要求。

11. 正常生产后建设项目职业病防治效果预期分析。根据各种工程控制、防护设施和措施、管理制度的设置和运行情况，结合职业病危害因素检测和监测结果，对正常生产后建设项目职业病防治效果进行分析评价。

12. 对策措施和建议。针对分析评价时发现的不足，提出控制职业病危害的具体补充对策措施，应尽可能明确提出各类职业病防护设施的设置地点、设施种类、技术要求，各种管理制度的具体内容、执行要求等具体措施建议，以便建设单位进行整改。

13. 评价结论。明确建设项目当前是否满足国家和地方对职业病防治方面法律、法规、标准的要求；正常生产过程中，采取了控制效果评价报告所提对策措施和建议的情况下，能否符合国家和地方对职业病防治方面法律、法规、标准的要求。

（二）建设单位应当积极与职业卫生技术服务机构配合，向其提供开展职业病危害控制效果评价所需的各种基础资料，并保证充分性、真实性和有效性。同时，为保证场所、设备和设施符合检测、评价标准和要求，建设单位应当组织职业卫生专家和有关人员对职业病防护设施进行自验收。自验收时职业卫生专家人数不得少于3名，其中职业卫生专家库中专家不得少于2/3，建设单位主要负责人应当亲自或者指定分管负责人主持自验收。自验收时应当注意下列内容：

1. 是否建立了职业病防治责任制度；

2. 是否建立了健全的职业卫生管理制度；

3. 设置的职业卫生管理机构和配备的管理人员是否满足要求，职业卫生档案是否健全；

4. 包括职业卫生“三同时”在内的各种前期预防工作是否完善；

5. 工作场所职业卫生管理是否符合要求；

6. 职业病防护设施预算、管理、维护是否符合要求；

7. 劳动者是否能得到合格的个体防护用品且正确使用；

8. 主要负责人、职业卫生管理人员和接触职业病危害因素的劳动者是否经过培训并考试合格；

9. 是否按照要求对接触职业病危害的劳动者(包括外包人员)进行职业健康监护；

10. 职业卫生应急管理是否符合要求。

自验收意见应由职业卫生专家签名确认并表明是否同意职业病防护设施通过自验收。

(三)职业病防护设施通过建设单位组织的自验收后,建设单位应出具自验收情况报告,自验收情况报告应加盖建设单位公章并包括以下内容:

1. 基本情况。包括自验收会议时间、地点、组织者、参加人员、专家组成及成员能力介绍、自验收过程、专家审查结论等。

2. 真实性、合法性、有效性负责内容。包括:

(1)对专家组成及成员能力认定;

(2)对自验收过程和专家验收结论的认定意见;

(3)对现场整改情况的认定意见(若职业卫生专家提出整改建议);

(4)对施工单位资质、施工人员能力、职业病防护设施施工及施工过程中职业病防治总结报告的认定意见;

(5)对工程监理单位资质、监理人员能力、职业病防护设施工程监理及施工过程职业病防治监理总结报告的认定意见;

(6)明确保证在整个项目的生命周期内采取措施保持职业病防护设施、职业卫生管理制度的有效性,在任何时间都保证劳动者所接触的职业病危害因素浓度(强度)符合国家有关法律、法规和标准的要求。

《建设项目职业卫生"三同时"监督管理暂行办法》

(国家安全监管总局令第51号)第二十七条施行说明

ZW—FZ—2013—014

第二十七条　建设单位在职业病危害控制效果评价报告编制完成后,应当组织有关职业卫生专家对职业病危害控制效果评价报告进行评审。

建设单位对职业病危害控制效果评价报告的真实性和合法性负责。

本条是对建设单位的规定。

（一）职业病危害控制效果评价报告编制完成后，建设单位应当组织职业卫生专家和本单位有关工程技术、职业卫生管理人员，对职业病危害控制效果评价报告进行评审。评审可与职业病防护设施自验收同时进行。评审时职业卫生专家人数不得少于3名，其中职业卫生专家库中专家不得少于2/3，建设单位主要负责人应当亲自或者指定分管负责人主持评审。评审时应当明确下列问题：

1. 建设项目概况是否清晰，可能产生职业病危害因素的工作场所、工艺设备、原辅材料等描述是否完整、准确，是否包括施工过程描述；

2. 职业病防护设施设计执行情况分析是否全面；

3. 职业病防护设施运行情况分析是否清晰；

4. 职业病危害因素检测结果分析是否正确；

5. 职业病危害因素监测是否符合法律、法规和相关标准要求；

6. 职业病危害因素对劳动者健康危害程度分析是否正确；

7. 职业卫生管理机构设置和管理人员配置是否合理；

8. 职业卫生管理制度是否满足相关要求并得到落实；

9. 职业健康监护是否有效落实，存在什么问题；

10. 事故预防和应急措施是否具备针对性、可行性，并满足要求；

11. 正常生产后建设项目职业病防治效果预期分析是否正确；

12. 对策措施和建议是否实用、合理、可行；

13. 评价结论是否正确。

评审意见应由职业卫生专家签名确认。

（二）职业病危害控制效果评价报告通过建设单位组织的评审后，建设单位应出具评审意见，评审意见应加盖建设单位公章并包括以下内容：

1. 基本情况。包括评审会议时间、地点、组织者、参加人员、专家组成及成员能力介绍、评审过程、专家审查结论等。

2. 真实性、合法性负责内容。包括：

（1）对专家组成及成员能力认定；

（2）对评审过程和专家审查结论的认定意见；

（3）对职业病危害控制效果评价报告修改情况的认定意见（若职业卫生专家提出修改建议）；

（4）对职业卫生技术服务机构资质、项目组成员能力及评价过程的认定意见；

(5)对提交的职业病危害控制效果评价报告的真实性、合法性负责的相关声明;

(6)将按职业病危害控制效果评价报告提出的建议做好职业病危害防治工作,并认为将来能够满足国家有关法律、法规和标准要求的相关承诺。

(三)完成前述各项工作后,建设单位应出具建设项目职业病危害防治法律责任承诺书。

《建设项目职业卫生“三同时”监督管理暂行办法》
(国家安全监管总局令第 51 号)第三十一条施行说明
ZW—FZ—2013—015

第三十一条　安全生产监督管理部门收到建设项目职业病防护设施竣工备案或者竣工验收申请后,应当对申请文件、资料是否齐全进行核对,并自收到申请之日起 5 个工作日内作出是否受理的决定或者出具补正通知书。

对已经受理的备案申请,安全生产监督管理部门应当自受理之日起 20 个工作日内对申请文件、资料的合法性进行审查。符合要求的,予以备案,出具备案通知书;不符合要求的,不予备案,书面通知建设单位说明理由。

对已经受理的竣工验收申请,安全生产监督管理部门应当对建设项目职业病危害控制效果评价报告等申请文件、资料进行合法性审查,对建设项目职业病防护设施进行现场验收,并自受理之日起 20 个工作日内作出是否通过验收的决定。通过验收的,予以批复;未通过验收的,书面告知建设单位并说明理由。因情况复杂,20 个工作日不能作出批复的,经本部门负责人批准,可以延长 10 个工作日,并将延长期限的理由书面告知申请人。

本条是对安全生产监督管理部门的规定。

(一)安全生产监督管理部门合法性审查的主要内容

1. 职业病危害控制效果评价报告是否包括总局 51 号令第 27 条施行说明中所规定内容;

2. 建设单位自验收情况报告是否包括总局 51 号令第 26 条施行说明中所规定内容;

3. 职业卫生技术服务机构出具的承诺书是否符合要求;

4. 施工单位出具的承诺书是否符合要求;

5. 监理单位出具的承诺书是否符合要求;

6. 建设单位出具的承诺书是否符合要求。

(二)安全生产监督管理部门现场验收的主要内容

安全生产监督管理部门职业病防护设施现场竣工验收主要内容如下:

1. 是否建立了职业病防治责任制度;

2. 是否建立了健全的职业卫生管理制度;

3. 设置的职业卫生管理机构和配备的管理人员是否满足要求,职业卫生档案是否健全;

4. 包括职业卫生“三同时”在内的各种前期预防工作是否完善;

5. 工作场所职业卫生管理是否符合要求;

6. 职业病防护设施预算、管理、维护是否符合要求;

7. 劳动者是否得到合格的个体防护用品且正确使用;

8. 建设单位主要负责人、职业卫生管理人员和接触职业病危害因素的劳动者是否经过培训并考试合格;

9. 是否按照要求对接触职业病危害的劳动者(包括外包人员)进行职业健康监护;

10. 职业卫生应急管理是否符合要求。

十一、建设项目职业病危害预评价报告编制要求

［说明］以下内容全部引自《建设项目职业病危害预评价报告编制要求》（ZW—JB—2014—004）。

（一）评价范围

原则上以拟建项目可行性研究报告中提出的建设内容为准，并包括拟建项目建设施工和设备安装调试过程。对于改建、扩建建设项目和技术改造、技术引进项目，评价范围还应包括建设单位的职业卫生管理基本情况以及设备设施的利旧内容。

对于可研阶段施工方案尚未确定的情况，预评价报告可作说明后省去相关分析评价内容，仅需在补充措施建议中明确建设单位相关职责；待施工方案最终确定后，建设单位可委托具有相应资质的职业卫生服务机构补充相关预评价内容，并报安全监管部门备案。

（二）评价方法

根据拟建项目的具体情况，一般采用类比法、检查表分析法、职业病危害作业分级等方法进行综合分析以及定性和定量评价，必要时可采用其他评价方法。

（三）评价基本原则

1. 贯彻落实预防为主、防治结合的方针。
2. 遵循科学、公正、客观、真实的原则。
3. 遵循国家法律法规的有关规定。

（四）评价过程

1. 工程分析

通过工程分析，明确拟建项目概况、生产过程中的原料与产品的名称和用（产）量、岗位设置及人员数量、总平面布置及竖向布置、生产工艺流程和设备布局、建筑卫生学、建设施工工艺和设备安装调试过程等内容，并初步识别生产工艺过程、劳动过程、生产环境及建设期可能存在的职业病危害因素及其来源、特

点与分布。对于改建、扩建建设项目和技术引进、技术改造项目，工程分析还应明确工程利旧情况。

2. 类比调查

本部分适用于采用类比法进行职业病危害预评价工作的建设项目。

(1) 类比企业职业卫生调查

主要内容包括：类比企业与拟建项目的可比性分析；类比企业产生的职业病危害因素及其存在的作业岗位、接触人员、接触时间、接触频度等；类比企业职业病防护设施设置及运行维护状况；类比企业个体防护用品的配备与使用情况；类比企业应急救援设施设置等。

(2) 类比企业职业病危害因素检测

尽可能收集类比企业主要职业病危害因素的最新检测资料，分析明确其职业病危害因素的来源、分布及其浓度(强度)等。收集的检测资料的质量、检测种类和范围应符合要求，引用时应注明检测报告来源。没有可收集的检测资料时，应制定检测方案，并对类比企业进行现场检测。

3. 职业病危害评价

(1) 职业病危害因素识别与评价

按照划分的评价单元，在工程分析和类比调查的基础上，识别拟建项目在建设期和建成投入生产或使用后可能存在的职业病危害因素，确定职业病危害因素存在的作业岗位、接触人员、接触时间、接触频度、可能对人体健康产生的影响及导致的职业病等。在有条件的情况下，给出无防护措施时各个接触职业病危害因素作业岗位的预期浓度(强度)范围。

(2) 职业病防护设施分析与评价

按照划分的评价单元，根据类比检测结果以及可行性研究报告中提出的职业病防护设施设置状况，分析拟建项目在建设期和建成投入生产或使用后各个接触职业病危害因素作业岗位的职业病危害因素预期浓度(强度)范围，评价拟设置的职业病防护设施的合理性与符合性。对于没有类比检测数据的职业病危害因素，可根据各种定性定量分析方法来推测其职业病危害因素的预期浓度(强度)范围并评价。

当类比检测或分析推测作业岗位职业病危害因素的预期浓度(强度)范围超过 GBZ 2 或其他标准规定的限值时，应分析超标原因。

(3) 个体防护用品分析与评价

按照划分的评价单元，根据拟建项目在建设期和建成投入生产或使用后的作业岗位环境状况、职业病危害因素特点、类比检测或分析推测结果以及 GB/T 11651、GB/T 18664 等相关职业卫生法规标准要求，分析可行性研究报告中提出的个体防护用品配备状况，预测在可研条件下各个主要职业病危害因素的接触水平，评价拟配备的个体防护用品的合理性与符合性。

(4)应急救援设施分析与评价

按照划分的评价单元，分析拟建项目在建设期和建成投入生产或使用后可能发生急性职业病危害的工作场所以及可行性研究报告中提出的应急救援设施的设置状况，根据该工作场所导致急性职业病危害的特点、可能发生暴露的状况以及相关职业卫生法规标准要求等，评价拟设置应急救援设施的合理性与符合性。

(5)总体布局分析与评价

根据工程分析以及职业病危害因素识别与评价的结果，分析可行性研究报告中提出的总体布局情况，并对照 GB 50187、GB/T 12801 及 GBZ 1 等相关职业卫生法规标准要求，评价总体布局的符合性。

(6)生产工艺及设备布局分析与评价

根据工程分析以及职业病危害因素识别与评价的结果，分析可行性研究报告中提出的生产工艺及设备布局情况，并对照 GB 5083 及 GB/T 12801 等相关职业卫生法规标准要求，评价生产工艺及设备布局的符合性，对于改扩建项目还应考虑与既有设备的交互影响。

(7)建筑卫生学评价

根据工程分析以及职业病危害因素识别与评价的结果，分析可行性研究报告中提出的建筑卫生学状况，并对照 GB/T 12801 及 GBZ 1 等相关职业卫生法规标准要求，评价建筑卫生学的符合性。

(8)辅助用室分析与评价

根据职业病危害因素的识别与评价，确定不同车间的车间卫生特征等级，分析可行性研究报告中提出的辅助用室设置情况，并对照 GBZ 1 等相关职业卫生法规标准要求，评价工作场所办公室、卫生用室(浴室、更/存衣室、盥洗室、洗衣房等)、生活用室(休息室、食堂、厕所等)、妇女卫生室等辅助用室设置的符合性。

(9)职业卫生管理分析与评价

分析拟建项目可行性研究报告中提出的职业卫生管理机构设置与人员配置、职业卫生培训、职业病危害因素检测、职业健康监护、警示标志设置、职业卫生管理制度和操作规程等内容,根据相关职业卫生法规标准要求,评价拟采取职业卫生管理措施的符合性。

(10)职业卫生专项投资分析与评价

分析拟建项目可行性研究报告提出的职业卫生专项投资概算,评价其是否满足职业卫生“三同时”及建设等的预算需求。

4. 控制职业病危害的补充措施与建议

在对拟建项目全面分析、评价的基础上,针对可行性研究报告中存在的不足,提出控制职业病危害的具体补充措施。职业病防护设施设置方面应尽可能明确地点、种类、技术要求等具体措施建议。

针对拟建项目建设施工和设备安装调试过程的职业卫生管理,参照 GBZ 1、GBZ/T 211、GB/T 11651、GBZ 188 等相关职业卫生法规标准要求,从职业病防护设施、应急救援措施、个体防护用品、职业卫生管理措施及职业卫生专项投资等方面提出控制建设期职业病危害的具体补充措施;明确要求建设单位在施工和设备安装调试结束后应收集的各种文件资料(包括施工过程的职业病危害防治总结报告);明确要求建设单位在拟建项目施工招标、合同管理及具体施工过程中应履行的职业卫生监管职责。

5. 给出评价结论

根据拟建项目在建设期及建成投入生产或使用后可能产生的主要职业病危害因素及其来源与分布、可能对人体健康产生的影响及导致的职业病等,确定拟建项目的职业病危害风险类别;给出拟建项目在采取了预评价报告所提防护措施后,主要接触职业病危害作业岗位的职业病危害因素预期浓度(强度)范围和接触水平,明确其是否能满足国家和地方对职业病防治方面法律、法规、标准的要求。

(五)报告编制

1. 汇总获取的各种资料、数据,完成建设项目职业病危害预评价报告与资料性附件的编制。

2. 建设项目职业病危害预评价主报告应全面、概括地反映拟建项目预评价工作的结论性内容与结果,应用语规范、表述简洁,并单独成册。

3. 资料性附件应包括评价依据、评价方法、工程分析、类比调查分析与职业病危害评价的分析、检测、检查、计算等技术性过程内容，以及地理（区域）位置图、总平面布置图、主要职业病危害因素分布图等和其他与拟建项目有关的资料。

建设项目职业病危害预评价主报告的章节和内容组成以及报告书格式参见附录A、B。

附录A　建设项目职业病危害预评价主报告的章节与内容组成

1. **建设项目概况：**包括拟建项目名称、拟建地点、建设单位、项目组成及主要工程内容、岗位设置及人员数量等。对于改建、扩建建设项目和技术引进、技术改造项目，还应阐述建设单位的职业卫生管理基本情况以及工程利旧情况。

2. **职业病危害因素及其防护措施评价：**概括拟建项目可能产生的职业病危害因素及其存在的作业岗位、接触人员、接触时间、接触频度，可能对人体健康产生的影响及导致的职业病等。针对可能存在的职业病危害因素，给出拟设置的职业病防护设施及其合理性与符合性结论；针对可能接触职业病危害的作业岗位，给出拟配备的个体防护用品及其合理性与符合性结论；针对可能发生急性职业病危害的工作场所，给出拟设置的应急救援设施及其合理性与符合性结论；按照划分的评价单元，针对可能接触职业病危害的作业岗位，给出在可研条件下各个主要职业病危害因素的预期浓度（强度）范围和接触水平及其评价结论。

3. **综合性评价：**给出拟建项目拟采取的总体布局、生产工艺及设备布局、建筑卫生学、辅助用室、职业卫生管理、职业卫生专项投资等符合性的结论，列出其中的不符合项。

4. **职业病防护补充措施及建议：**提出控制职业病危害的具体补充措施；给出拟建项目建设施工和设备安装调试过程的职业卫生管理措施及建议。

5. **评价结论：**确定拟建项目的职业病危害风险类别；给出拟建项目在采取了预评价报告所提防护措施后，各主要接触职业病危害作业岗位的职业病危害因素预期浓度（强度）范围和接触水平，明确其是否能满足国家和地方对职业病防治方面法律、法规、标准的要求。

附录 B　建设项目职业病危害预评价报告的格式

封页:XXXX 建设项目职业病危害预评价报告

报告编号:

评价机构名称(加盖公章):

日期:

封二:评价机构资质证书影印件

封三:

声明

XXXX(评价机构名称)遵守国家有关法律、法规,在 XXXX 建设项目职业病危害预评价过程中坚持客观、真实、公正的原则,并对所出具的《XXXX 建设项目职业病危害预评价报告》承担法律责任。

评价机构名称:(加盖公章)

法人代表:(签名)

项目负责人:姓名、技术职务、资质证书号,签名

报告编写人:姓名、技术职务、资质证书号,签名

报告审核人:姓名、技术职务、资质证书号,签名

报告签发人:姓名、职务、签名

封四:目录

正文:按照目录内容编写,纸型规格 A4 纸,字体为国标仿宋体,标准 4 号,28 行/页,30 字/行。

页眉: XXXX 建设项目职业病危害预评价报告、报告编号,字体为国标宋体,标准小 5 号。

页脚:评价机构名称,页码(第 X 页共 XX 页),字体为国标宋体,标准小 5 号。

国家安全监管总局职业健康司

2014 年 8 月 7 日

十二、建设项目职业病防护设施设计专篇编制要求

[说明]以下内容全部引自《建设项目职业病防护设施设计专篇编制要求》(ZW—JB—2014—002)。

(一)设计范围与内容

1. 设计范围

根据职业卫生法律、法规、标准和技术规范等要求,针对建设项目建设施工、设备安装调试过程以及建成投入生产或使用后可能产生的职业病危害因素,对应采取的职业病防护设施、职业卫生管理措施等进行设计,并对其预期效果进行评价。

对于初步设计阶段施工方案尚未确定的情况,设计专篇可作相关说明后省去相关内容,仅需在补充措施建议中明确建设单位相关职责;待施工方案最终确定后,再补充相关设计内容。

2. 设计内容

根据建设项目可能产生的职业病危害因素,对应采取的防尘、防毒、防暑、防寒、降噪、减振、防辐射等防护设施的设备选型、设置场所和相关技术参数等内容进行设计;另外还包括与之相关的防控措施,如总平面布置、生产工艺及设备布局、建筑卫生学、辅助卫生设施、应急救援设施等的设计方案,并对职业病防护设施投资进行预算,最后对职业病防护设施的预期效果进行评价。

(二)设计过程

1. 资料收集

在充分调查研究设计对象和范围等相关情况后,收集、整理职业病防护设施设计所需要的各种文件、资料和数据。

2. 工程分析

对建设项目的工程概况、主要工程内容、总平面布置、生产工艺与设备布局、生产过程中的原料与产品的名称和用(产)量、岗位设置与人员数量、作业内容与方法、建筑卫生学,建筑施工工艺和设备安装调试过程等进行分析。

3. 职业病危害因素分析及危害程度预测

(1)分析说明建设项目建设期或建成投入生产或使用后可能产生的职业病危害因素的种类、来源、特点及分布。

(2)分析接触职业病危害因素的作业人员情况,包括接触职业病危害因素

的种类、接触人数、接触时间与接触频度等。

（3）根据职业病危害因素对人体健康的影响及可能导致的职业病，分析其潜在危害性和发生职业病的危险程度。

4. 职业病防护设施设计

（1）构（建）筑物设计

根据 GB 12801，GB 50187，GB 50019，GB/T 50033，GB 50034，GB 50073，GBZ 1 等相关标准和规范，对建设项目的总平面布置、竖向布置和建（构）筑物进行设计。

总平面布置应在考虑减少相互影响的基础上，重点对功能分区和存在职业病危害因素工作场所的布置进行设计。

竖向布置重点对放散大量热量或有害物质的厂房布置、噪声与振动较大的生产设备安装布置和含有挥发性气体、蒸气的各类管道合理布置等进行设计。

建（构）筑物重点对建筑结构、采暖、通风、空气调节、采光照明、微小气候等建筑卫生学进行设计，包括建（构）筑物朝向；以自然通风为主的车间天窗设计，高温、热加工、有特殊要求（如产生粉尘、有毒物质、酸碱等工作场所）和人员较多的建（构）筑物设计；厂房降噪和减振设计；车间办公室布置以及空调厂房、洁净厂房设计、生产卫生室（存衣室、盥洗室、洗衣房）、生活卫生室（休息室、食堂、厕所）设计等。

（2）防护设施设计及其防控性能

对建设项目建设期和建成投入生产或使用后拟采取的防尘、防毒、防暑、防寒、降噪、减振、防非电离辐射与电离辐射等职业病防护设施的名称、规格、型号、数量、分布及防控性能进行分析和设计，并提出保证职业病防护设施防控性能的管理措施和建议。

详细列出所设计的全部职业病防护设施，并说明每个防护设施符合或者高于国家现行有关法律、法规和部门规章及标准的具体条款，或者借鉴国内外同类建设项目所采取的防护设施的出处。

（3）应急救援设施

对建设项目建设期和建成投入生产或使用后可能发生的急性职业病危害事故进行分析，对建设项目应配备的事故通风装置、应急救援装置、急救用品、急救场所、冲洗设备、泄险区、撤离通道、报警装置等进行设计。

（4）职业病防治管理措施

包括建设单位拟设置或指定职业卫生管理机构或者组织、拟配备专职或兼职的职业卫生管理人员情况；拟制定职业卫生管理方针、计划、目标、制度；职业病危害因素日常监测、定期检测评价、职业病危害防护措施、职业健康监护等方面拟采取的措施;其他依法拟采取的职业病防治管理措施。

(5)辅助卫生设施

根据建设项目特点、实际需要和使用方便的原则,进行辅助卫生设施设计,包括工作场所办公室、卫生用室(浴室、更/存衣室、盥洗室以及在特殊作业、工种或岗位设置的洗衣室)、生活卫生室(休息室、就餐场所、厕所)、妇女卫生室等,辅助卫生设施的设计应符合 GBZ 1 的有关要求。

(6)预评价报告补充措施及建议的采纳情况说明

对职业病危害预评价报告中职业病危害控制措施及建议的采纳情况进行说明,对于未采纳的措施和建议,应当说明理由。

(7)职业病防护设施投资概算

依据建设单位提供的有关数据资料,对建设项目为实施职业病危害治理所需的装置、设备、工程设施、应急救援用品、个体防护用品等费用进行估算。

5. 预期效果评价

预测建设项目在采取了设计专篇中各种防护措施的前提下,各作业岗位职业病危害因素预期浓度(强度)范围和接触水平,评价其在建设期和建成投入生产或使用后是否满足职业病防治方面法律、法规、标准的要求。

(三)职业病防护设施设计专篇编制

1. 汇总获取的各种资料、数据,完成建设项目职业病防护设施设计专篇主报告与资料性附件的编制。

2. 职业病防护设施设计专篇主报告应全面、概括地反映设计的内容与结果,应用语规范,表达简洁,并单独成册。

3. 资料性附件应包括设计依据、工程分析、生产工艺分析、职业病危害因素分析、数据计算过程、预评价报告对策措施及建议的采纳情况说明等原始记录和技术性过程等内容。

职业病防护设施设计专篇主报告章节和内容组成以及设计专篇格式参见附录 A、B。

附录 A　建设项目职业病防护设施设计专篇主报告章节和内容

1. **建设项目概况**：包括建设项目名称、建设地点、建设单位、主要工程内容、岗位设置及人员数量、总平面布置及竖向布置、主要技术方案及生产工艺流程、辅建(构)筑物及建筑卫生学等。对在建设期和建成投入生产或使用后可能产生职业病危害因素的工作场所工艺设备、原辅材料等重点描述。

2. **职业病危害因素分析及危害程度预测**：包括建设项目在建设期和建成投入生产或使用后可能产生的职业病危害因素的种类、来源、特点、分布、接触人数、接触时间、接触频度、预期浓度(强度)范围、潜在危害性、发生职业病的危险程度分析和主要职业病危害因素分布图。

3. **职业病防护设施设计**：根据设计所依据的法律、法规、标准和技术规范等，对建设项目应采取的构(建)筑物、职业病防护设施、应急救援设施、职业病防治管理措施、辅助卫生设施等相关防控措施进行设计，并对职业病防护设施投资进行预算。

4. **预期效果评价**：结合现有同类建设项目职业病危害因素的检测数据、运行管理经验，对所提出的各项防护措施的预期效果进行评价，预测建设项目在采取了设计专篇中的各种防护措施的前提下，各作业岗位职业病危害因素浓度(强度)范围和接触水平，评价其在建设期或建成投入生产或使用后是否满足职业病防治方面法律、法规、标准的要求。

附录 B　建设项目职业病防护设施设计专篇格式

封面：XXXX 建设项目职业病防护设施设计专篇

专篇编号：

设计单位名称(加盖公章)：

日期：

封二：设计单位资质证书影印件

封三：

声明

XXXX(设计单位名称)遵守国家有关法律、法规，在 XXXX 建设项目职业病防护设施设计过程中坚持客观、真实、公正的原则,并对所出具的《XXXX 建设项目职业病防护设施设计专篇》承担法律责任。

设计单位名称:(加盖公章)

法人代表:(签名)

项目负责人:姓名、技术职务、资质证书号,签名

专篇编写人:姓名、技术职务、资质证书号,签名

专篇审核人:姓名、技术职务、资质证书号,签名

专篇签发人:姓名、职务、签名

封四:目录

正文:按照目录内容编写,纸型规格 A4 纸,字体为国标仿宋体,标准 4 号,28 行/页,30 字/行。

页眉:XXXX 建设项目职业病防护设施设计专篇、专篇编号,字体为国标宋体,标准小 5 号。

页脚:设计单位名称,页码(第 X 页共 XX 页),字体为国标宋体,标准小 5 号。

国家安全监管总局职业健康司

2014 年 8 月 7 日

十三、建设项目职业病危害控制效果评价报告编制要求

［说明］以下内容全部引自《建设项目职业病危害控制效果评价报告编制要求》（ZW—JB—2014—003）。

（一）评价范围

以建设项目实际建设内容为准，并包括建设项目建设施工和设备安装调试过程。对于改建、扩建建设项目和技术改造、技术引进项目，评价范围还应包括与实际建设内容相关的设备设施利旧内容。

（二）评价方法

根据建设项目的具体情况，一般采用现场调查、职业卫生检测、检查表分析法、职业病危害作业分级等方法进行综合分析以及定性和定量评价，必要时可采用其他评价方法。

（三）评价过程

1. 现场调查

（1）建设项目概况调查：主要调查建设项目规模、地点、主要工程内容、“三同时”执行情况及试运行情况等。

（2）职业病危害因素调查：调查生产工艺过程、生产环境和劳动过程中存在的职业病危害因素，并开展工时调查（或工作日调查）以及职业病危害作业的相关情况调查等。

（3）职业病危害因素监测情况调查：调查建设项目主要职业病危害因素的在线监测设施、日常监测制度和各种数据记录等。

（4）职业病防护设施与应急救援设施调查：针对生产工艺过程、生产环境和劳动过程中存在的职业病危害因素及其来源与分布，调查各类职业病防护设施的种类、数量设置地点及运行维护状况等；针对生产工艺过程、生产环境和劳动过程中存在的可导致急性职业病危害的职业病危害因素及其特点、可能发生泄漏（逸出）或聚积的工作场所，调查各类应急救援设施的种类、数量、设置地点及运行维护状况等。

（5）个体防护用品调查：结合各接触职业病危害因素的作业岗位及其相关工作地点的环境状况、职业病危害因素的特点、作业人员实际接触状况等，调查各接触职业病危害因素的作业岗位所配备的个体防护用品的种类、数量、性能

参数、适用条件以及使用管理制度的执行情况等。

(6)建筑卫生学调查:调查建筑结构、采暖、通风、空气调节、采光照明、微小气候等建筑卫生学情况。

(7)辅助用室调查:调查工作场所办公室、卫生用室(浴室、更/存衣室、盥洗室、洗衣房等)、生活室(休息室、食堂、厕所等)、妇女卫生室等辅助用室的设置及使用情况。

(8)职业卫生管理情况调查:调查职业卫生管理组织机构设置及人员配置情况、职业病防治计划与实施方案及执行情况、职业卫生管理制度与操作规程及执行情况、职业病危害因素定期检测制度及执行情况、职业病危害告知情况、职业卫生培训情况、职业健康监护制度及执行情况、职业病危害事故应急救援预案及演练情况、职业病危害警示标志及中文警示说明设置情况、职业病危害申报情况、职业卫生档案管理和职业病危害防治经费等内容。

(9)职业健康监护情况调查:调查职业健康检查的实施范围与种类、职业健康监护档案的建立与管理,以及职业禁忌证和职业病病人的安置情况。

2. 职业卫生检测

(1)职业病危害因素检测:开展职业病危害因素现场检测,并结合接触职业病危害因素的作业岗位、接触人员、接触时间、接触频度及作业方式,按照划分的评价单元整理和分析职业病危害因素检测结果。

(2)职业病防护设施检测:在设备满负荷或正常运行情况下对职业病防护设施进行现场检测,并按照划分的评价单元,整理和分析各类职业病防护设施性能参数的检测结果。

(3)建筑卫生学检测:开展建筑卫生学现场检测,并按相关要求整理和分析检测结果。

3. 职业病危害评价

(1)职业病防护设施评价

按照划分的评价单元,根据职业病危害因素现场检测、职业病防护设施调查和检测、建筑卫生学调查和检测、辅助用室调查及职业健康监护调查等结果,对照 GB/T 16758 等相关职业卫生法规标准要求,评价职业病防护设施设置的合理性与有效性。

应核实分析所设置的职业病防护设施是否存在不足,并提出针对性的防护设施改进建议。对于建设单位已经按措施建议完成的整改,应进行复核。

(2)职业病危害因素评价

按照划分的评价单元,结合接触职业病危害因素的作业岗位、接触人员、接触时间与接触频度,根据职业病危害因素的监测、检测结果和个体防护用品调查结果,对照 GBZ 2 等标准,评价职业病危害因素接触水平的符合性。

作业人员接触职业病危害因素的浓度(强度)超过 GBZ 2 或其他标准规定的限值时,应分析超标原因,并提出针对性的控制措施建议。对于建设单位已经按措施建议完成的整改,应进行复核。

(3)职业卫生管理评价

根据职业卫生管理情况的调查结果,对照相关职业卫生法规标准要求,评价建设项目在建设期和建成投入生产或使用后的职业卫生管理机构设置及人员配置,职业病危害因素的检测及日常监测、职业健康监护等各项职业卫生管理制度的内容及执行情况的符合性。

(4)职业健康监护评价

根据职业健康监护调查结果和职业病危害因素调查结果,对照相关职业卫生法规标准要求,对建设单位(包括外委作业人员)的职业健康监护制度内容及落实情况、职业健康监护结果等进行分析与评价。

(5)事故预防和应急措施分析

根据可能发生的急性职业病危害事故,分析建设项目设置的事故预防和应急设施及措施是否具备针对性、可行性,是否满足要求。

(6)正常生产后建设项目职业病防治效果预期分析

根据各种工程控制、职业病防护设施及措施、管理制度设置及运行情况,结合职业病危害因素检测和监测结果,对正常生产后建设项目的职业病防治效果进行预期分析与评价。

4. 提出措施建议

在对建设项目全面分析、评价的基础上,针对试运行阶段存在的不足,从职业卫生管理、职业病防护设施、个体防护、职业健康监护、应急救援等方面,提出控制职业病危害的具体补充措施与建议。对于建设单位已经按措施建议完成的整改,应进行复核。

5. 给出评价结论

在全面分析评价工作的基础上,总结建设项目职业病危害的关键控制点,明确建设项目的职业病危害风险类别;给出主要职业病危害因素及其接触水平、职业病防护设施、职业卫生管理等各分项评价结论,明确建设项目当前是否能够满足国家和地方对职业病防治方面法律、法规、标准的要求;明确建设项目在将来正常生产过程中,采取了控制效果评价报告所提措施和建议的情况下,能否符合国家和地方对职业病防治方面法律、法规、标准的要求。

(四)报告编制

1. 汇总获取的各种资料、数据,完成建设项目职业病危害控制效果评价报告与资料性附件的编制。

2. 建设项目职业病危害控制效果评价主报告应全面、概括地反映建设项目控制效果评价工作的结论性内容,应用语规范、表述简洁,并单独成册。

3. 资料性附件应包括评价依据、现场调查、职业病危害因素识别与分析、建筑卫生学、职业病防护设施性能参数的检测过程、数据计算过程以及其他评价内容的调查与分析过程,除此之外,还应包括建设项目立项文件、地理(区域)位置图、总平面布置图等原始资料和其他与建设项目有关的资料。

建设项目职业病危害控制效果评价主报告的章节和内容组成以及报告格式参见附录A、B。

附录A 建设项目职业病危害控制效果评价主报告的章节与内容组成

1. **建设项目概况**:包括建设项目名称、规模、建设地点、建设单位、主要工程内容、试运行情况、职业病防护设施设计执行情况及建设施工和设备安装调试过程等,并划分评价单元。

2. **职业病危害评价**:按照划分的评价单元,针对职业病危害因素的来源、特点及分布,给出所设置的职业病防护设施及其合理性与有效性评价结论;针对各接触职业病危害因素的作业岗位,给出所配备的个体防护用品及其符合性与有效性评价结论;针对接触职业病危害因素的作业岗位、接触人员、接触时间与接触频度等,给出各主要职业病危害因素的接触水平及其符合性评价结论;针对可能发生急性职业病危害的工作场所,给出所设置的应急救援设施及其合理性与符合性评价结论。给出建设项目所采取的总体布局、生产工艺及设备布局、建筑卫生学、辅助用室、应急救援措施、职业卫生管理、职业健康监护等符合性评价的结论,并列出其中的不符合项。

3. **职业病防护补充措施及建议**:针对建设项目试运行阶段存在的不足,提出控制职业病危害的具体补充对策措施。职业病防护设施方面应尽可能明确其设置地点、设施种类、技术要求等内容,职业卫生管理方面应说明各类制度的具体内容、执行要求等措施,以便建设单位进行整改,并描述建设单位整改情况。

4. **评价结论**:明确建设项目的职业病危害风险类别;明确建设项目当前是

否满足国家和地方对职业病防治方面法律、法规、标准的要求；正常生产过程中，采取了控制效果评价报告所提对策措施和建议的情况下，能否符合国家和地方对职业病防治方面法律、法规、标准的要求。

附录 B 建设项目职业病危害控制效果评价报告的格式

封页：XXXX 建设项目职业病危害控制效果评价报告

报告编号：

评价机构名称（加盖公章）：

日期：

封二：评价机构资质证书影印件

封三：

声明

XXXX（评价机构名称）遵守国家有关法律、法规，在 XXXX 建设项目职业病危害控制效果评价过程坚持客观、真实、公正的原则，并对所出具的《XXXX 建设项目职业病危害控制效果评价报告》承担法律责任。

评价机构名称：（加盖公章）

法人代表：（签名）

项目负责人：姓名、技术职务、资质证书号，签名

报告编写人：姓名、技术职务、资质证书号，签名

报告审核人：姓名、技术职务、资质证书号，签名

报告签发人：姓名，职务，签名

封四：目录

正文：按照目录内容编写，纸型规格 A4 纸，字体为国标仿宋体，标准 4 号，28 行/页，30 字/行。

页眉：XXXX 建设项目职业病危害控制效果评价报告书、报告书编号，字体为国标宋体，标准小 5 号。

页脚：评价机构名称，页码（第 X 页共 XX 页），字体为国标宋体，标准小 5 号。

国家安全监管总局职业健康司

2014 年 8 月 7 日